BIBLIOTHÈQUE DES PROFESSIONS
INDUSTRIELLES, COMMERCIALES ET AGRICOLES

D. MONIN

L'HYGIÈNE DU TRAVAIL

Préface par Yves GUYOT

Série 1
N° 1

PARIS
18, RUE JACOB, 18

J. HETZEL ET Cᵉ, ÉDITEURS

L'HYGIÈNE DU TRAVAIL

DU MÊME AUTEUR

Essai sur la pathogénie des oreillons (thèse de Paris, 1877).

Obésité et maigreur (trad. italienne et espagnole), 2ᵉ édition; 1881.

La propreté de l'individu et de la maison; ouvrage couronné par la Société française d'hygiène, adopté par le ministère de l'Instruction publique et le Conseil municipal de Paris; traduit en allemand, italien (3 traductions) espagnol, suédois, turc, arménien, arabe, serbe et polonais. 5ᵉ édition; 1881.

La crémation, brochure in-18 précédée d'une lettre du Dʳ de Pietra Santa.

Le traitement de diabète, in-8º de 90 pages, couronné par la Société de médecine d'Anvers au concours de 1883-84.

Les propos du docteur, médecine sociale, 1 vol. in-12 de 342 pages. 2ᵉ édition; 1885.

Les odeurs du corps humain, ouvrage ayant obtenu le prix biennal de la Société de médecine de Paris, in-16 de 124 pages, traduit en italien et en anglais. 2ᵉ édition; 1886.

L'hygiène de la beauté, avec préface de Catulle Mendès. 1 vol. in-18 de 220 pages (traduction russe); 5ᵉ mille, 1887.

Le jeûne et les jeûneurs, in-18º de 260 pages, 1887 (en collaboration avec le Dʳ Maréchal).

Les maladies épidémiques, 1 vol. in-32 de 175 pages; 1887.

La prévention des fièvres, brochure-trad. de la Société d'hygiène; préface du Dʳ Burdel (de Vierzon); 1887.

L'hygiène dans la Pologne russe, rapport au Ministre sur la Wystawa de Varsovie; 1887.

L'hygiène de l'estomac, préface de Th. de Banville, 1 vol. in-18 diamant de 400 pages. 3ᵉ mille; 1888.

L'alcoolisme, premier prix de la Société française de tempérance, honoré d'importantes souscriptions officielles, in-18 jésus de 308 pages, avec une préface de Dujardin-Beaumetz; 1888.

La santé par l'exercice, préface de Ph. Daryl (*Sous presse*).

L'HYGIÈNE DU TRAVAIL

GUIDE MÉDICAL DES INDUSTRIES ET PROFESSIONS

Par le Dr E. MONIN

SECRÉTAIRE DE LA SOCIÉTÉ FRANÇAISE D'HYGIÈNE,
CHEVALIER DE LA LÉGION D'HONNEUR,
OFFICIER DE L'INSTRUCTION PUBLIQUE, ETC.

PRÉFACE D'YVES GUYOT.

« La santé c'est la force des bras
« et la force des bras, c'est le gagne-
« petit des travailleurs. »
CORMENIN.

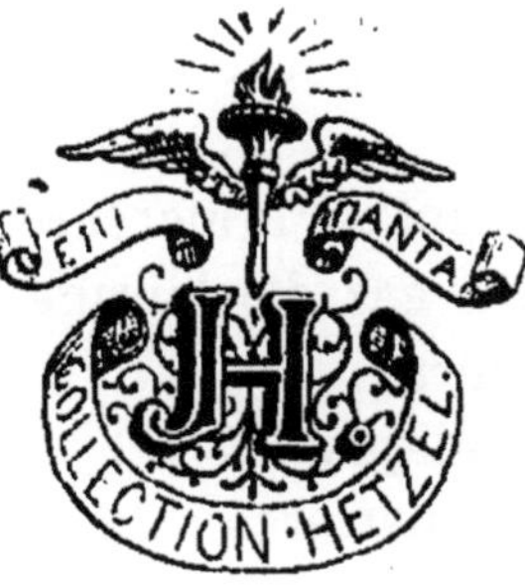

Économie domestique

Série I
N° 1

PARIS

J. HETZEL ET Cie, ÉDITEURS
18, RUE JACOB, 18

TABLE DES MATIÈRES

PRÉFACE

La vie, c'est l'action, à laquelle les muscles ou les nerfs ont une part plus ou moins grande selon son objet.

Le manœuvre travaille des bras, des épaules, des reins, des jarrets. Le mécanicien tourne une manivelle, pèse sur un piston, dirige sa machine et lui laisse faire l'effort. Il n'opère pas lui-même.

Le progrès industriel consiste à remplacer l'effort musculaire par la direction intellectuelle.

Les gens qui évoquent le bon vieux temps, où ils regretteraient bien de vivre, parlent volontiers de l'industrie comme du « minotaure moderne », et représentent cette source de richesses comme une cause de pauvreté ;

cependant les travailleurs, avec un moindre effort, produisent des utilités de plus en plus nombreuses, qu'ils ont, d'abord, à leur disposition réciproque à un plus bas prix que jadis, et ensuite obtiennent une part de plus en plus prépondérante dans la rémunération des produits. Les déclamateurs qui affirment le contraire prouvent tout simplement qu'ils croient aux mots et ignorent les faits[1].

Sans doute, nous ne sommes pas arrivés à ce degré où le pouvoir de consommer de chacun égalant son désir de consommer, nul ne pourra plus dire : « Que je voudrais être riche ! »

Le travail nécessite et probablement nécessitera toujours un effort, qu'il soit musculaire ou intellectuel. Il use notre machine, plus ou moins, selon le milieu dans lequel il s'accomplit, la dépense d'énergie et le caractère de l'effort qu'il réclame. Un savant dans son laboratoire, un écrivain dans son cabinet, un manœuvre en plein air, un matelot sur son navire, un mécanicien à sa machine, une bobineuse

1. V. Yves Guyot. *La science économique.*

dans sa filature, tous courent un risque professionnel, qui se manifeste plus ou moins lentement. Parmi les métiers les plus insalubres, se trouve celui de médecin. En vérité, nous mourons tous de ce qui nous fait vivre.

L'hygiène ne nous empêchera pas de mourir, mais elle peut contribuer à conserver nos forces plus longtemps et nous permettre de devenir vieux, ce qui est la seule manière de vivre longtemps.

L'hygiène est l'adaptation au milieu dans lequel nous agissons.

On distingue deux sortes d'hygiène : l'hygiène publique et l'hygiène privée.

L'hygiène publique a un caractère positif et un caractère négatif.

Les habitants d'une commune doivent se procurer de l'eau de source, à l'abri de toute contamination. Ils doivent payer les sommes nécessaires pour que leurs excrétions soient transportées loin d'eux aussi rapidement que possible. Ils doivent exiger que leurs rues soient balayées et arrosées. Les municipalités sont chargées de ces soins collectifs. Chaque habitant ne pourrait les accomplir à son compte. Il doit donc mettre une part contributive dans un fonds commun pour ces objets d'intérêt général et indivis. Tel est le caractère positif de l'hygiène.

Quand l'hygiène se présente comme instrument de prohibition, alors se dresse une grosse difficulté. D'abord elle s'incarne dans un ou plusieurs hommes, qui, ayant des théories, des passions, quelquefois des intérêts, sont susceptibles chacun d'un coefficient d'erreur personnelle plus ou moins grand.

Dans quelle mesure doivent intervenir les hygiénistes dans l'activité sociale ? c'est là un des plus graves problèmes de notre époque.

« Les Conseils d'hygiène, disait le Dr Jules Rochard, imposeront aux communes les dépenses qu'ils jugeront nécessaires. » C'est facile à dire : qu'en penseront les contribuables ? allez-vous leur rogner leur pain, leur viande, diminuer leur ration de vin pour assurer leur bien-être et exiger des propriétaires la construction de palais qu'ils ne construiront pas, parce qu'ils ne trouveraient pas de locataires assez riches pour les habiter ?

Il est facile de faire des règlements sur les constructions : mais ces règlements se traduisent toujours par des dépenses. Les passionnés de l'hygiène ne font pas suffisamment attention à leur prix de revient. Sous prétexte de bien loger les gens, il ne faut pas commencer par des exigences telles qu'elles forcent les propriétaires à les mettre sur le pavé. Le livre si complet et si sérieux d'Arthur Raffalovich sur *le Logement de l'ouvrier et du pauvre* constate à tout moment l'échec de l'intervention législative ou administrative en cette matière.

Il y a des métiers insalubres : peut-on les supprimer ? peut-on supprimer l'emploi de la céruse, par exemple ? C'est bientôt dit : les peintres qui en souffrent vous répondront que ce n'est pas possible. Sans doute, certains procédés industriels continuent à être employés par routine, alors qu'ils pourraient être remplacés par d'autres inoffensifs et aussi efficaces : supprimez-en d'autres, au contraire, et c'est une industrie que vous tuez, des ruines que vous faites, du travail que vous enlevez aux ouvriers ; mauvaise manière de les faire vivre, à coup sûr, que de les condamner à mourir de faim !

Les Écoles sont des foyers d'infection pour la diphtérie, la scarlatine et autres maladies contagieuses, comme le démontrent des statistiques effrayantes. Qui donc pense à supprimer ces établissements insalubres? Cependant, le 15 novembre 1883, un député proposa de fermer les écoles privées sous prétexte d'hygiène. Ce fait indique comment l'hygiène peut se transformer en un instrument d'oppression et comment, en même temps, elle doit se plier aux nécessités de la vie sociale. Elle peut atténuer les dangers de l'école ; mais il n'y a pas seulement ceux qui proviennent de l'agglomération dans une même pièce d'un certain nombre d'enfants : il y a ceux qui proviennent du surmenage, des examens à haute pression : et c'est l'État, ce sont les communes, ce sont les corps constitués, gardiens de l'hygiène publique, qui coopèrent à cette œuvre malsaine !

J'indique ces faits pour montrer au milieu de quelles contradictions se débat l'hygiéniste. Quand il fait œuvre préventive, il assume une responsabilité dont il ne se rend pas toujours assez compte. C'est bien grave, pour un homme de science, que de vouloir imposer aujourd'hui une orthodoxie qui sera, peut-être, l'hérésie de demain.

L'hygiène est une question de mesure. Les hygiénistes ne doivent pas l'oublier.

En réalité, ce sont les mœurs qui font l'hygiène.

L'influence d'une femme, comme miss Octavie Hill, a plus d'influence sur la salubrité des logements que tous les règlements de police. Vous allez exiger que cette pièce cube tant de mètres d'air : mais ses habitants auront l'habitude de ne jamais ouvrir leur fenêtre : ce logement sera beaucoup moins aéré qu'un autre plus petit, dont les habitants ne considéreront pas, comme un ennemi, l'air extérieur.

La première règle de l'hygiène professionnelle, ainsi que le prouve chacune des pages qui suivent, est la propreté individuelle. Question d'habitude. Quel que soit le mépris de certains hygiénistes pour la liberté individuelle, ils ne soumettront pas tous les matins leurs concitoyens des deux sexes à un conseil de revision pour constater s'ils se sont lavé d'autres parties du corps que la figure et les mains. Il faut donc s'en rapporter à chacun.

Le besoin de la propreté doit devenir une action réflexe qui transforme chaque individu en canard.

L'école doit donner ces habitudes qui, de l'enfant, ont leur répercussion sur les parents. Jusqu'à présent, l'État a montré pour elles, dans ses internats de garçons, même dans ses internats de filles, comme Saint-Denis et Ecouen, un mépris digne de saint Labre. Directeurs et directrices de ces établissements en sont encore à dire :

« Un bain! vous êtes donc malade? »

Quand les fils et les filles des classes dirigeantes reçoivent une éducation aussi sèche, ils ne sont pas propres à inspirer aux autres des habitudes aquatiques.

J'indique ce fait pour montrer qu'avant de

faire de l'hygiène coercitive, l'État doit commencer par faire de l'hygiène dans ses propres établissements.

A tel hygiéniste aussi qui réclame l'intervention du bras séculier, je dirais : Commencez par faire de l'hygiène individuelle par persuasion !

Le mépris de vos conseils, s'ils sont bons, a les plus terribles sanctions : la caducité précoce, la maladie ou la mort. Si elles sont impuissantes avec leur horreur, quelle efficacité pouvez-vous attendre de pénalités légales qui, poussées jusqu'à la barbarie, seraient bénignes en comparaison ? Tant pis pour les imprudents et les négligents ! L'hygiéniste a accompli son devoir quand il les a prévenus.

C'est ce que le Dr Monin, dans les pages qui suivent, fait avec une vive clarté et un profond sentiment de sympathie pour tous ces héros du travail qui, obscurément, donnent, à chaque seconde, une parcelle de leur vie pour se procurer réciproquement une nourriture plus abondante, un logement plus confortable, le chauffage, l'éclairage, le transport, sur mer et sur terre, de toutes les utilités humaines. Dans cette œuvre de solidarité sociale, tour à tour, chacun est « debteur et emprunteur », comme l'a expliqué si magistralement Rabelais. L'hygiéniste s'acquitte, lui, en tâchant d'assurer à chaque individu le maximum de vie, comme énergie et comme durée, dont son organisme est susceptible.

YVES GUYOT.

L'HYGIÈNE DU TRAVAIL

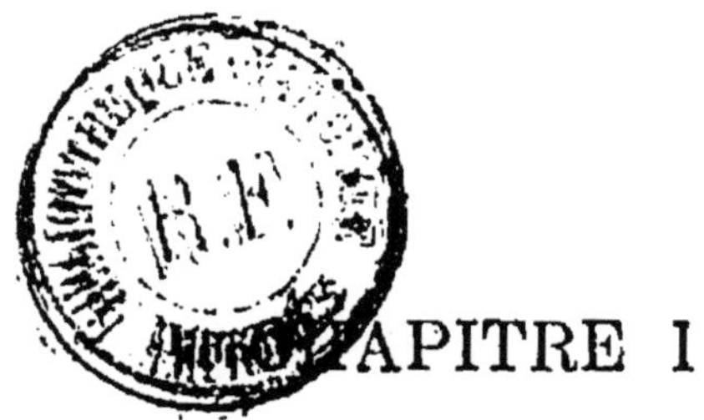

CHAPITRE I

LA SANTÉ DANS LE TRAVAIL.

Avoir su dépister les troubles morbides engendrés par l'activité professionnelle; avoir su prêcher l'assainissement et l'hygiène dans l'industrie : voilà l'incontestable mérite et l'éternel honneur de cette fin de siècle. L'amélioration sanitaire du travailleur est, à vrai dire, un but, que les gens de cœur se sont toujours efforcés d'atteindre. Mais aujourd'hui, cette amélioration devient le véritable nœud du devoir social, et l'utilité (à défaut du sentiment) joue, dans cette question, le principal rôle. En effet, c'est, en grande partie, dans la misère physiologique et dans la misère sociale qui en découle, que les aspirations actuelles de l'ouvrier viennent puiser leurs forces, et pour ainsi dire leur vie. C'est donc faire vraiment œuvre de prophylaxie politique, que de répandre partout les données utiles aux progrès de l'hygiène industrielle.

Un nombre considérable de métiers, par exemple, déterminent les diverses phtisies professionnelles, causées par les poussières et les vapeurs, auxquelles viennent s'ajouter les actions concomitantes du refroidissement et des privations. Les divers systèmes fumivores, les cheminées d'appel, la ventilation bien comprise des ateliers, les appareils condensateurs, etc., remédieront aux dangers des vapeurs irritantes. Quant aux poussières industrielles, leurs inconvénients s'atténueront par leur évacuation, l'emploi de vêtements spéciaux, les lavages, les bains, les divers masques et respirateurs, etc. Les vapeurs les plus nuisibles sont celles d'acide sulfureux (blanchiment de la laine, des chapeaux de paille, etc.), les vapeurs nitreuses (dorure et orfèvrerie), celles de chlore (fabriques d'eau de Javel, blanchisseries, etc.), celles d'hydrogène sulfuré (vidanges, usines à gaz), d'acide prussique (impressions en bleu de

Prusse), de sulfure de carbone (caoutchouc), de mercure (glaces, papiers peints), d'arsenic (un très grand nombre d'industries), de plomb et de cuivre (également), etc.

Les métiers qui développent le plus de poussières sont : les chaudronneries, fabriques de superphosphates, de noir de fumée, de céruse; de chrome; les industries du zinc, la céramique, les papeteries, les féculeries, aciéries, et surtout les diverses filatures.

Chaque groupe professionnel paie son tribut spécial à certaines maladies. Las ouvriers qui travaillent à l'air libre, comme les charpentiers, les tanneurs, les charretiers, sont sujets à la pneumonie, au rhumatisme, aux affections aiguës à *frigore*. Ceux qui soulèvent des fardeaux, portefaix, forts de la halle, etc., sont victimes d'accidents variés (contusions, plaies, fractures); ils présentent de nombreux cas de hernies, d'asthmes, de maladies de cœur. Les artisans qui travaillent debout (menuisiers, typographes), sont sujets au lumbago et aux varices; les sédentaires (cordonniers, horlogers), deviennent obèses, constipés, hémorroïdaires. Les accidents asphyxiques et les lésions respiratoires ne sont pas rares chez les sujets con-

stamment plongés dans des vapeurs irrespirables et irritantes, comme les vapeurs nitreuses
dans les ateliers de décapage (on les neutralise
aujourd'hui par les vapeurs d'ammoniaque);
l'acide sulfureux dans l'industrie soufrière;
l'acide carbonique dans les salles de fermentation ou de germination des brasseries. Les ouvriers qui manient les produits carbonés
volatils, alcool, éther, chloroforme, essences,
benzine, pétrole, sulfure de carbone, etc., sont
la proie de névralgies, crampes, convulsions,
vertiges et autres symptômes nerveux. Les
vapeurs d'aniline et de nitro-benzine sont con-
nues pour causer, de plus, une anémie grave
et progressive. Dans les usines à gaz (surtout
avant l'application du condensateur Pelouze),
les produits ammoniacaux et créosotés causaient
fréquemment des accidents.

De même que les vertiges cérébraux et la
pseudo-anémie sont communs chez les ouvriers
qui vivent dans les vapeurs chimiques, de
même la phtisie est très fréquente chez ceux
qui vivent au milieu des poussières industrielles.
Nous ne saurions développer séparément chaque
profession et industrie : outre que cela nous
mènerait à un énorme volume, de semblables

développements nous éloigneraient, à coup sûr, du but général de vulgarisation, que nous aimons à poursuivre dans tous nos ouvrages.

Le progrès industriel, depuis 50 ans, a été si marqué, si considérable, que, malgré les machines, le chiffre des ouvriers de l'industrie s'est augmenté de près de la moitié. C'est ce qui nous explique ce prodigieux mouvement d'émigration des campagnes vers les villes, signalé, par tous les philosophes et économistes, comme le point de départ probable de transformations politiques et sociales [1].

L'hygiène (cette science d'avant-garde et de moralisation par excellence) a besoin d'étendre son rôle améliorateur sur l'industrie, en attendant que (selon le généreux rêve de Bouchardat) tout le travail pénible puisse être exécuté par des machines, — l'homme se réservant le véritable travail aristocratique en tous les genres. Pour établir solidement cette partie si intéressante de la science sanitaire, l'hygiène industrielle, il ne faut négliger aucun des infinis détails de l'existence ouvrière : le « *de minimis*

____

1. Voir Dr E. MONIN. — *Propos du docteur* (Hygiène sociale) — 1885.

non curat prœtor » n'est plus de mise dans une enquête hygiénologique entièrement faite de minuties.

« Toutes les industries sont insalubres », a écrit M. de Freycinet dans son remarquable *Traité d'assainissement industriel*. « La santé « du peuple est le problème social qui prime « tous les autres », disait lord Beaconsfield. Il s'agit, pour lasociété de demain, d'accorder ces deux propositions, dont la justesse est hors de discussion.

La répartition plus équitable du fruit du travail : voilà, croyons-nous, le premier et indispensable pivot de toute hygiène industrielle bien comprise, comme de toute justice sociale. En effet, il est impossible, d'une part, de supprimer toutes les insalubrités professionnelles ; et, d'autre part, une industrie, si insalubre qu'elle soit, trouvera toujours des ouvriers, en vertu de la loi du *struggle for life*, qui est, de plus en plus, l'ἀναγχη de nos modernes sociétés :

« Tout vivant n'a qu'un but : persévérer à vivre.
Même à travers ses maux, il y trouve plaisir.
Esclave de ce but, qu'il n'eut pas à choisir,
Il voue entièrement sa force à le poursuivre.

« Ce qui borne ou détruit sa vie, il s'en délivre.
Ce qui la lui conserve, il cherche à s'en saisir.
De là, le grand combat, pourvoyeur du désir,
Que l'espèce à l'espèce, avec âpreté, livre ! »

ainsi que le dit notre grand poëte Sully Prud-
homme, en son admirable langue...

Que faut-il penser, d'autre part, de la réglementation des heures de travail ? Sur ce point,
nous nous rallions pleinement à l'opinion expri-
mée par notre éminent confrère, le Dr H. Napias.
La réglementation n'est bonne que pour l'en-
fant, être mineur, à qui l'État doit évidemment
protection (et aussi pour la femme, que sa
faiblesse assimile à l'enfant). Mais n'oublions
pas que les heures supplémentaires sont des
occasions de suppléments de salaire et que
l'argent, c'est de l'hygiène accumulée, emma-
gasinée, pour ainsi dire : c'est comme l'exprime
Michel Lévy, « le meilleur correctif des attitudes vicieuses, des émanations nuisibles et
des poussières professionnelles ! » La Bible a
dit : « *Væ otiosis* » ; mais elle a dit aussi « *Ex
viribus vivimus...* »

Ce que nous disons pour les travailleurs
manuels s'applique également aux professions
libérales et artistiques, — quoique le repos cé-

rébral et la limitation du travail intellectuel soient, peut-être, plus·nécessaires aux artisans de la pensée. Nous développons, d'ailleurs, à la fin de ce volume, les notions d'hygiène qui conviennent à ces derniers.

Un mot, maintenant, à l'adresse des membres des conseils d'hygiène et de salubrité, qu'ils soient médecins, ingénieurs, pharmaciens ou architectes, peu importe, — pourvu qu'ils désirent sincèrement rendre des services à la cause sacrée de la santé populaire :

Comme rien ne se transforme davantage que l'industrie (qui est toujours dans un perpétuel devenir), l'hygiéniste devra se tenir soigneusement au courant des inventions et innovations réalisées en physique et mécanique industrielles, ainsi que des incessantes découvertes de la chimie pratique.

C'est ainsi, et ce n'est qu'ainsi, qu'il sera capable d'édicter les mesures sanitaires spéciales que nécessitent, pour l'artisan, le maniement des grands poisons industriels (plomb, mercure, arsenic, cuivre), le travail exécuté dans des milieux périlleux (mines, marécages, égouts, air comprimé), etc., etc. On ne saurait trop vulgariser (ainsi que nous l'avons toujours lait) par la parole et par la plume, ces diverses connaissances, mères de toutes les données hygiéniques, et qui ont, pour le prolétariat, une influence de premier ordre.

Le monde si mouvementé de l'industrie présente, à l'œil observateur, un certain nombre de-types tranchés, dont on peut tracer, pour ainsi dire, toute la physiologie sanitaire : chaque profession a sa manière de souffrir, comme sa manière d'être, et transforme en maladies spéciales ses impressions incessantes. « L'habitude, a dit quelque part Isidore Bourdon, l'habitude verse son opium sur les nerfs excédés par la douleur; et c'est ainsi que l'habitude de souffrir masque beaucoup de maladies. » Cette proposition s'applique plus intimement encore aux maladies professionnelles qu'à la pathologie vulgaire...

Il y a aussi un point sur lequel l'hygiéniste doit toujours avoir les yeux fixés : la misère sociale où vivent encore certaines familles ouvrières, dont le carême est de toute l'année! « Les travailleurs, disait un affreux socialiste, notre excellent Toussenel, les travailleurs sont, de temps à autre, atteints par une maladie singulière, dont les symptômes disparaissent, aussitôt qu'on donne à manger aux malades. » Cet odieux mal de misère n'est pas encore guéri, hélas! à notre époque de superproduction et de libre-échange; et l'on voit ceux qui produisent tout, parfois ne point posséder de quoi manger! A l'économie sociale, cette science de la richesse, de relever les légitimes espérances du prolétaire; de réaliser la sainte organisation du travail; et de supprimer le droit à l'oisiveté et à la paresse!... Si le vingtième siècle ne vient pas ajouter au progrès industriel ces justes et indispensables corollaires, ce sera le moment de nous écrier, alors, avec Guerrazzi : *Si stava meglio, quanto si stava peggio* — et de maudire la civilisation et ses découvertes!

CHAPITRE II

L'HYGIÈNE DE L'OUVRIER.

Deux conditions nous apparaissent comme les véritables fondements d'une bonne hygiène ouvrière : le repos du dimanche et le logement salubre. Favorable à chacun, le repos hebdomadaire est indispensable à celui dont la profession entraîne (presque fatalement et quoi qu'on fasse) des lésions organiques continues et progressives. L'ouvrier doit donc célébrer le dimanche pour l'hygiène, qui est encore la plus certaine et la meilleure des religions, en cette époque où l'on ne doute de rien, sauf de l'existence de Dieu : « Le repos, a dit P.-J. Proud'hon, est le père du mouvement, le générateur de la force et le compagnon du travail. » Rien ne saurait donc mieux fortifier la santé et entraver la marche envahissante des affections professionnelles, que l'éloignement régulier de la fabrique, la libération intermittente du bagne industriel...

L'amélioration du logement ouvrier n'a pas moins d'importance ; et nous nous étonnons que, malgré les beaux travaux de philanthropes (entêtés, malgré tout, pour le bien) comme M. Émile Cacheux, par exemple, ce devoir social n'ait point encore été mieux compris par nos politiciens, si avides de réformes..., dans leurs programmes électoraux seulement ! L'ouvrier des villes habite de misérables bouges, sans air ni lumière, dont il paie le loyer vingt fois leur valeur... Et l'on s'étonne de la morbidité croissante par la phtisie, qui décime les deux tiers des générations ouvrières ! En voilà la cause palpable, et que l'on atténuerait aisément, si nos gouvernants le désiraient avec sincérité :

Désirer n'est-il point la jeunesse d'*Avoir ?*

L'artisan ne doit pas quitter les insalubrités inhérentes à l'atelier et à l'usine, — inséparables presque du milieu du travail, — pour regagner un taudis plus insalubre encore, et dont il s'évadera, d'ailleurs, dégoûté, bien vite, pour courir aux splendeurs de l'assommoir, ce salon du misérable !

C'est ici que l'hygiène intervient, comme une sorte de bienfaisant compromis entre les sciences morales et naturelles.

Elle nous tracera, tout d'abord, les règles normales d'une bonne hygiène des logements.

L'habitation a une influence énorme sur la santé du corps et de l'esprit ; et cela se conçoit aisément, quand on songe à l'influence des milieux sur les hommes, et aux conditions économiques actuelles des sociétés civilisées. Aussi, tous les efforts de la science sociale doivent-ils tendre à l'amélioration des logements ; c'est une condition *sine quâ non* de l'amélioration de la race humaine.

Quoique l'art de la construction et les progrès de l'hygiène aient rendu aux habitations des villes d'incontestables services, il s'en faut qu'elles remplissent encore les conditions requises par l'observation et par la science. Pour citer quelques chiffres officiels, sur 40,000 ménages parisiens de trois personnes en moyenne, 25,000 environ occupent une seule pièce d'habitation. L'hygiéniste frémit en songeant aux dangers constants que courent ces 25,000 ménages, et à ceux que ce foyer malsain irradie sans cesse autour de lui. On conçoit alors cette assertion d'un membre du Parlement anglais, qui prouvait, pièces en main, que si tous les habitants de Londres étaient logés comme la classe aisée, on pourrait chaque année conserver à la Cité plus de 25,000 individus, qui meurent d'anémie et de phtisie pulmonaire, ou entretiennent pour ainsi dire la vie des ferments morbides et des fléaux épidémiques.

Il n'est pas douteux, en effet, que la scrofule, les tubercules, le rhumatisme, etc., frappent surtout les habitants des logements insalubres ; que le choléra, la variole, la fièvre typhoïde et les épidémies de tout genre ont une prédilection marquée pour les garnis d'ouvriers, tristes et dangereux anachronismes, dans un siècle de lumière et de progrès !...

Nous n'envisagerons pas les remèdes à apporter à un état de choses aussi terrible : ils relèvent surtout de la diffusion de l'instruction et de la liberté d'association. Notre but sera d'énumérer rapidement les conditions d'hygiène que doit remplir un bon logement.

Et d'abord, il est toujours dangereux d'habiter des maisons nouvellement construites : les miasmes telluriques et l'humidité de l'air en font de vrais nids à rhumatismes et à fièvres intermittentes. C'est pour cela que diverses législations, celles d'Allemagne et d'Autriche, par exemple, assignent aux propriétaires un délai de plusieurs mois après la construction, pendant lequel il leur est défendu *de faire essuyer leurs plâtres* par des locataires. L'hygiène porterait ce délai à un an environ : cependant, pour savoir si une maison récemment bâtie est assez sèche pour être habitée sans danger, on peut employer divers procédés.

Le plus simple est le procédé d'Espine : On place dans chaque chambre des bocaux renfermant chacun cinq cents grammes de poudre de chaux, exactement pesée ; on ferme les fenêtres, cheminées et portes et, vingt-quatre heures après, on pèse les bocaux et l'on compare leur augmentation de poids avec celle de bocaux placés dans des chambres habitées depuis assez longtemps pour être jugées salubres.

Quant aux appartements fraîchement peints, on les assainit en y établissant des courants d'air et en plaçant dans une assiette un peu d'acide sulfurique.

Quel étage faut-il habiter ? Dans les grandes villes, ce sont généralement les étages les plus élevés qui réunissent les meilleures conditions d'hygiène. Les sous-sols et les rez-de-chaussée sont généralement humides, surtout quand les caves sont insuffisantes, mal construites ou mal entretenues. Cela est dû à la présence d'infiltrations, dérivant généralement des variations, si nuisibles pour la santé publique, du niveau de la nappe d'eau souterraine. On peut aujourd'hui atténuer, il est vrai, ces infiltrations, en remplaçant le calcaire par la meulière dans la substruction des maisons, et en enduisant de ciment romain la paroi intérieure, et le sol de la cave d'une couche d'argile.

Nous ne saurions nous arrêter aux détails techniques qui doivent présider à la bonne installation des conduites d'eau, des fosses d'aisances, et à l'entretien des éviers et des cours intérieures. Nous dirons seulement que le système des fosses mobiles *doit être installé partout;* que les souterrains, les cuisines et les cours doivent être blanchis à la chaux fréquemment; que l'on doit soigneusement éloigner des maisons toutes les matières susceptibles de décomposition : os, déchets de légumes, etc. Puis, nous passons rapidement aux chambres d'habitation proprement dites.

Le logement doit être bien aéré et visité par le soleil : cette dernière condition est importante surtout pour la chambre à coucher. Celle-ci doit cuber au moins quinze mètres cubes et posséder une cheminée ou une porte toujours ouverte, sous peine de devenir un tombeau. Les fenêtres doivent occuper le cinquième de l'appartement à éclairer. Les rideaux et les tapis, réceptacles de tous les miasmes, devront être bannis de toute chambre à coucher : les murs seront rendus susceptibles de lavage, et le plancher souvent nettoyé pour résister à l'imprégnation miasmatique.

En France, il est pénible surtout de penser à notre immoral impôt des portes et fenêtres. D'après Élisée Reclus, plus de 250,000 demeures n'ont qu'une ouverture : près de 4 millions, habitées par 14 millions d'individus (soit les deux cinquièmes de la population) n'ont pas plus de deux fenêtres : on ne saurait en ouvrir davantage sans accroissement d'impôts. Point de commentaires possibles!

L'humidité, si nuisible aux fonctions de la peau, sera chassée de tout logement digne de ce nom, à l'aide de grands feux de cheminée, qui sont en même temps un puissant moyen de ventilation. D'autre part, le corps humain a besoin de vapeur d'eau, et l'on peut, s'il en est besoin, en introduire dans l'air des appartements, soit en plaçant aux fenêtres des plantes grimpantes ou des linges imbibés d'eau, ou bien (si c'est en hiver) en faisant évaporer l'eau dans un vase.

On ne doit pas avoir de poêles en fonte dans les chambres à coucher, d'où toutes les combustions, qui produisent de l'acide carbonique et vicient l'air, doivent être proscrites; c'est pour cela qu'il faut éloigner les animaux qui absorbent l'air des chambres, et y émettent des émanations nuisibles. C'est pour cela aussi qu'on doit chasser pendant la nuit les plantes des appartements : tous les jours la négligence de ce précepte entraîne les plus tristes accidents.

Enfin, dans les appartements pourvus de gaz d'éclairage, on veillera soigneusement à ce qu'il ne se produise pas d'infiltrations. Si l'on songe, en effet, que c'est à ces infiltrations surtout qu'est dû le dépérissement des arbres de nos boulevards, on imagine facilement leur action délétère sur l'organisme humain.

Il y a encore beaucoup à faire, dans les grandes villes, pour que des habitations saines et à bon marché remplacent définitivement les impurs cloaques où gite la classe ouvrière. Aussi, avec tous ceux qui ont souci de la santé populaire, nous rallions-nous pleinement aux conclusions suivantes, posées dernièrement par le Dr du Mesnil. Il faut :

1° Que le Conseil municipal de Paris inscrive à son budget un crédit annuel pour l'assainissement des habitations, comme il en existe un pour les alignements;

2° Que, par des prélèvements opérés sur ce crédit, on exonère des droits de voirie, qui sont considérables, et de l'impôt des portes et fenêtres pendant quinze ans, tout propriétaire qui s'engagerait à construire des immeubles où le prix des logements ne dépasserait pas 200 francs par an, tout en répondant à certaines exigences. déterminées. Des conditions analogues ont été faites pour la construction de la rue de Rivoli;

3° Que la Ville de Paris, qui participe aux

bénéfices de l'exploitation des compagnies du gaz et des eaux, consente, pour cette classe d'immeubles, à une réduction du prix du gaz et de l'eau ;

4° Que la surveillance sanitaire des garnis soit immédiatement organisée par la préfecture de police ;

5° Que le service des architectes voyers soit modifié, que le personnel, à l'avenir, soit assez nombreux pour qu'il puisse veiller à l'observation stricte du décret du 26 mars 1852, lequel oblige tous les constructeurs à présenter à l'administration les plans des constructions projetées et à observer toutes les prescriptions qui leur sont faites, dans l'intérêt de la sécurité et de la salubrité publique.

L'artisan, en général, doit avoir de sa personne les soins les plus minutieux. Il protégera sa peau par des vêtements spéciaux de travail, serrés au cou, aux poignets et aux malléoles ; par des chaussures solides et exactement appliquées ; enfin, s'il le faut, par des gants de travail. Quant à la préservation des muqueuses contre les poussières, elle s'obtient (nous l'avons dit) par les divers masques ou respirateurs.

L'ouvrier songera fréquemment aux frictions savonneuses, aux douches et bains généraux; ce sont pour lui des armes hygiéniques, qui lui permettront de lutter, autant que cela est possible, contre la malfaisante action du milieu. Les artisans qui travaillent le *plomb*, ce roi des poisons industriels (les typographes, coloristes, chauffeurs-mécaniciens, ébénistes, étameurs, empaqueteurs, teinturiers, vitriers, tailleurs de limes, fabricants de bâches, de cuirs vernis, de gants, de mèches à briquets et de crayons de mineurs, les cérusiers, fleuristes, etc., etc.), doivent (c'est pour eux une question vitale) *avoir pour constant objectif la propreté la plus scrupuleuse* [1].

Les personnes qui manient le *sucre* (confiseurs) et les produits *chimiques* (épiciers, pharmaciens); les personnes en contact avec les *animaux* (vétérinaires) ou les produits animaux (tailleurs, boyaudiers, fossoyeurs, cardeurs de laine, crin et plume), doivent être aussi d'une propreté exquise, s'ils veulent éviter de dangereuses et rebelles *dermatoses*. Non seu-

---

1. Voir *La Propreté de l'individu et de la maison*, par le Dr MONIN.

lement elles laveront fréquemment leurs mains à grande eau, mais elles les isoleront, par des onctions de glycérine et de corps gras; chaque fois, pour ainsi dire, qu'elles auront à redouter un contact malpropre ou dangereux, elles s'enduiront de substances graisseuses les avant-bras et les mains. *Si parva licet componere magnis*, pourquoi n'appliquerions-nous pas ici cette prescription aux médecins, aux sages-femmes, aux nourrices?

Les personnes qui sont, par-dessus tout exposées aux poussières, les aiguiseurs, briquetiers, carriers, plâtriers, amidonniers, bluteurs et mesureurs de grains, meuniers, boulangers, fripiers, chiffonniers, cardeurs de matelas, etc., etc., doivent fréquemment changer leurs vêtements, se débarrasser de leurs poussières par la brosse; recourir, aussi souvent que possible, aux lotions et aux bains.

Le véritable milieu de l'ouvrier, c'est l'atelier. Il demande, au point de vue de la propreté, et partant, de l'assainissement, une installation hygiénique particulière. Le sol, variable selon le genre d'industrie, sera tantôt planchéié, cimenté, bitumé ou carrelé, tantôt recouvert de sciure de bois ou de sable fin; si l'on cherche l'imperméabilité, on disposera le sol en pente, dans le but de faciliter l'écoulement des eaux et des immondices industrielles. Les murs et plafonds seront stuqués ou silicatés, pour être lavés plus aisément. Si l'atelier renferme des poussières dans son atmosphère, l'ouvrier sera muni d'un *masque* respirateur, spécialement destiné à la filtration de l'air inspiré.

Un grand nombre d'industries sont l'objet de réglementations spéciales de *police sanitaire*. Des mesures de propreté particulières sont ainsi exigées : des fabriques de suifs, tanneries, corroieries, mégisseries ; des fabriques de poudrette, vacheries, porcheries, ménageries, infirmeries de chiens, hôpitaux d'animaux, etc. ; des dépôts de salaisons, ateliers d'équarrissage, chambres d'extraction des parties soyeuses des chrysalides, etc., et en général, de toutes les industries qui mettent en œuvre des produits animaux. Nous ne saurions rappeler ici, même en résumé, ces prescriptions officielles. Nous dirons seulement que, pour tous les *dépôts d'animaux*, on exige un sol imperméable et creusé en pente, fréquemment nettoyé de son fumier et arrosé de désinfectants chimiques, avant le renouvellement de la paille. Pour les *abattoirs*, la police ordonne avec raison l'enlèvement rapide du sang, des fumiers, des résidus animaux de toute sorte; le pavage des cours, où seront disposées des cuvettes et rigoles destinées à envoyer à l'égout les produits de déchets industriels. Dans l'intérieur des villes, plus que partout ailleurs, l'hygiène exige l'imperméabilité et l'imputrescibilité du sol des *étables*.

L'importance de toutes ces précautions de propreté sera comprise facilement par l'artisan, si les *Conseils d'hygiène* et les *écrivains populaires* prennent à tâche de répandre partout d'aussi capitales notions. Les associations ouvrières se chargent bien d'en assurer l'exécution pratique et le développement. Alors pourra régner dans la classe populaire la santé, ce problème social qui, d'après lord Beaconsfield, doit primer tous les autres.

Comme la question de l'*alimentation* hygiénique serait de nature à nous entraîner trop loin, nous renvoyons le lecteur à notre *Hygiène de l'estomac*, que nous ne pouvons résumer en quelques pages, — et nous passons à la question du vêtement.

Le Dr Alison, d'Édimbourg, conseille, avec

raison, à tous les artisans, de laisser croître leur barbe, qui est une protectrice naturelle et efficace contre l'impression extérieure du froid et de l'humidité. Non seulement elle préserve des catarrhes, pneumonies, angines, odontalgies, etc., mais elle est, pense-t-il, le *respirator* par excellence, pour arrêter au passage les corps étrangers (poussières siliceuses et charbonneuses, etc.). La barbe joue, en outre, le rôle de tamis vis-à-vis des germes infectieux : elle est indispensable, non seulement aux ouvriers, mais encore aux soldats, aux médecins, aux sujets qui vivent en plein air, dans un climat humide surtout, et pendant l'hiver. De sérieuses enquêtes, faites par MM. Adams et Belcher, en Angleterre, démontrent que les mécaniciens barbus sont bien moins souvent et bien moins gravement malades que ceux qui sont glabres, etc...

Quel est le meilleur vêtement ouvrier ?

C'est, assurément, la blouse, qui est la moins capable de comprimer la poitrine et l'estomac. La compression d'une partie du corps est toujours mauvaise, et il est certain que les jarretières et les culottes courtes causaient (avant que la Révolution *ait détruit les mollets*) fréquemment des varices et des ulcères variqueux; de même que les hautes cravates sanglées au cou ont procuré à nos pères bien des coups de sang. Quant à la culotte, elle ne doit être ni collante ni trop large; elle est faite pour soutenir et protéger les membres inférieurs, sans entraver la circulation, ni comprimer l'estomac et les intestins. La ceinture peut amener des hernies; l'hygiène lui préfère donc les bretelles.

La laine est, de tous les tissus, celui qui conserve le mieux à l'homme sa température propre. La couleur blanche a, parmi toutes les autres, des propriétés analogues. On sait que les animaux du pôle sont blancs. Pline l'Ancien remarquait que les statues de marbre noir deviennent brûlantes au soleil, pendant que les blanches restent froides. Les vêtements de laine blanche (surtout à mailles souples et moelleuses) sont donc hygiéniquement les meilleures, et constituent, pour ce qu'on a appelé *notre habitation intime*, le meilleur appareil de protection et de ventilation. Nos vêtements contemporains n'ont pas toujours ces qualités : le changement fréquent du linge de corps, chemise, caleçon, gilet de flanelle (toutes choses inconnues aux anciens) supplée heureusement aux imperfections de l'habillement proprement dit, et corrige en partie ses contre-sens hygiéniques.

Le vêtement, cette habitation intime, doit être considéré comme l'équivalent d'une certaine somme de chaleur, puisqu'il sert principalement à conserver notre calorique intérieur, en isolant nos corps des influences extrinsèques.

Le vêtement n'est-il point aussi, par excellence, l'agent qui assure le bon accomplissement des fonctions de la peau ? Il la protège contre le froid et l'humidité, en empêchant ces causes météoriques de faire obstacle à la perspiration cutanée. Il la défend contre l'action congestive de la chaleur, contre l'obstruction des pores par les poussières, et même contre l'introduction de certains ferments atmosphériques.

Des expériences nombreuses montrent que les tissus végétaux conduisent mieux la chaleur, l'humidité et l'électricité que les tissus animaux. Les tissus colorés sont aussi bien plus perméables à la chaleur que les tissus blancs ; comparez l'action du soleil sur une blouse blanche et sur une blouse bleue, par exemple.

Les vêtements ne doivent pas être lourds; ils ne doivent non plus s'adapter trop étroitement aux diverses parties du corps. La trame de leurs tissus ne doit pas être trop serrée : il faut qu'elle reste assez lâche pour emprisonner de l'air dans ses interstices, assez poreuse pour laisser filtrer cet air et permettre en même temps l'évaporation des produits excrémentitiels de la peau humaine. Les tissus de lin sont bons conducteurs de la chaleur, et par conséquent très frais; ils se mouillent aisément et laissent facilement échapper leur humidité sur la peau. Le coton est un peu moins mauvais, à ce point de vue, que la toile : il expose moins que celle-ci aux refroidissements pendant l'été; et, pendant l'hiver, il conserve mieux la chaleur animale.

La laine est l'organe protecteur naturel de la peau des moutons; très mauvaise conductrice de la chaleur, elle recèle, dans ses enchevêtrements, les couches d'air protectrices indispensables. Appliquée sur la peau, elle la titille incessamment et y exerce une sorte de friction en miniature, éminemment favorable (on le conçoit) à la circulation cutanée et à la nutrition de l'épiderme. C'est par la peau qu'entrent souvent le rhumatisme, les bronchites, les dérangements d'estomac et d'intestins : le vêtement de laine sera donc, par excellence, celui qui restreindra cette susceptibilité du tégument externe, si étrangement marquée chez certains sujets. Aussi est-il le vêtement hygiénique par excellence des pays chauds, où la température est si variable que M. de Lesseps a pu écrire avec raison : « Ce qu'il y a de plus à craindre dans les pays chauds, c'est le froid! » C'est avec la laine qu'on fait le drap, les couvertures, les chaussons, les feutres, les flanelles et toutes ces étoffes plus ou moins mélangées de coton ou de soie, et qui sont la gloire de nos modernes magasins : mérinos, mousselines, cachemires, reps, velours, peluches, satins-laines, alpagas, crêpes, etc.

La soie est la matière animale qui fournit de beaucoup le fil le plus fin. Ses tissus conduisent mieux la chaleur que la laine, mais l'électricité moins bien. Quant aux vêtements imperméabilisés (par une couche de caoutchouc dissous dans le sulfure de carbone, en général), ils sont

2.

proscrits par l'hygiène, parce qu'ils font obstacle au bon fonctionnement de la peau ; toutefois, on peut, par exception, en faire usage, pour se préserver d'une ondée, par exemple. Ce sont des vêtements d'expédient.

Un argument de plus pour préférer les tissus animaux aux tissus végétaux a été, pour la première fois, mis en avant par notre savant confrère le Dr Dibot : « Le travail auquel il faut livrer le coton, le chanvre et le lin pour en faire des tissus, est insalubre, dangereux, tandis qu'il ne l'est pas pour la laine et la soie. » Chacun sait, en effet, combien nombreuses sont les victimes de l'industrie cotonnière, combien le battage, le cardage et le filage ont causé de phtisies ! Les inconvénients du peignage du chanvre et les dangers du rouissage pour les cours d'eau sont également bien connus en hygiène publique : ils ont fait l'objet de nombreuses discussions dans tous les conseils où l'on s'occupe de police sanitaire. Avec la laine et la soie, au contraire, les inconvénients sont nuls ou peu marqués. De plus, la culture du chanvre et du lin est non seulement très dure pour l'ouvrier des champs, mais encore elle dessèche le sol et le rend aride. Quant au coton,

« c'est la plante maudite qui demande un soleil ardent, une serre brûlante, dans des contrées marécageuses vomissant des maladies foudroyantes. »

Voilà donc des considérations qui s'adressent spécialement à la solidarité ouvrière et qui s'ajoutent encore à celle que l'hygiène met en avant, pour conseiller les vêtements de laine au travailleur soucieux de sa santé.

La flanelle, appliquée sur la peau, est évidemment l'étoffe qui conserve le plus la chaleur, excite le mieux la peau, la garantit le plus sûrement contre les variations météoriques et contre le refroidissement de la sueur. Toutefois, elle produit, chez certains sujets à peau irritable, un état d'énervement, d'effémination, que tout praticien a été à même de vérifier et qui devient assez souvent définitif. Nous ne pouvons donc conseiller l'application directe de la flanelle sur la peau que chez les sujets débiles, qu'ils soient affectés de rhumatisme, ou bien prédisposés aux rhumes ou aux maux de gorge. Enfin, la flanelle est indispensable aux malades dont la peau a besoin d'un fonctionnement marqué ; aux goutteux, aux diabétiques, aux albuminuriques, aux convalescents. Les sujets *bien portants* ne devraient utiliser la flanelle que comme pièces de vêtements (vestons, pardessus, gilets, jupons, manteaux, etc.), sans jamais porter directement ce tissu au contact de la peau. Enfin, nous attirons l'attention de nos lecteurs sur les flanelles rouges, dont l'action très irritante sur la peau est fréquemment due à l'arsenic ou aux produits pyrogénés que contient la matière tinctoriale utilisée. Toute flanelle rouge est, sinon dangereuse, du moins suspecte : il faut lui faire subir des lavages répétés, ou mieux ne porter que des flanelles blanches au contact direct de la peau.

Les chaussures modernes sont absurdes, parce qu'elles ne correspondent en rien à la forme normale du pied. Les bouts pointus amènent fatalement l'ongle incarné, les cors aux pieds, les déformations des orteils. La chaussure actuelle rend la marche difficile et douloureuse. C'est pour cela que nos bons voisins les Allemands se sont, depuis longtemps, préoccupés de donner à leurs soldats des souliers normalement et anatomiquement construits selon la forme du pied. A la dernière Exposition d'hygiène de Berlin, une importante

section était consacrée à la solution de ce problème capital d'hygiène militaire, que nous
nous réservons d'aborder au chapitre de l'hygiène du soldat.

CHAPITRE III

QUESTIONS SOCIALES ET PHILANTHROPIQUES.

L'hygiène du travail porte un grand intérêt au bon fonctionnement habituel des institutions de charité et de bienfaisance. Dues à l'initiative de généreux esprits et de zélés philanthropes, ces institutions, alimentées *by voluntary contributions* (comme disent les Anglais, nos maîtres en la matière), ces institutions méritent, au plus haut point, l'attention et la sympathie des hygiénistes pratiques. L'hygiène urbaine, surtout, s'intéresse (on le conçoit sans peine), à l'état de leur matériel, à la quantité de leurs distributions bienfaisantes, etc... Nous allons donc passer en revue, successivement, les Sociétés *philanthropique, protec-*

trice de l'Enfance, et l'œuvre si touchante et si française des *crèches*.

La *Société philanthropique* (qui compte le chiffre respectable de 109 années d'existence), est le type ce ces belles institutions, capables de rallier, sur le terrain conciliateur de la charité, tous les nobles esprits. Les services et les bienfaits à l'actif de cette Société sont innombrables. L'organisation des fourneaux économiques et la distribution des soupes aux pauvres, ont, de tout temps, constitué le but et la véritable base de son assistance populaire : en hiver, toutefois, on ajoute aux bons d'aliments des bons de chauffage. L'organisation, très remarquable, des *dispensaires* procure, d'autre part, gratuitement, aux malades les soins médicaux et les médicaments. Enfin, la Société philanthropique a ouvert, depuis quelques années, des asiles de nuit, pour femmes et enfants.

En 1885, la Société a consacré plus de 350,000 francs au soulagement des classes nécessiteuses. Trente et un fourneaux ont distribué 2,269,224 portions d'aliments ! L'asile de nuit de la rue Saint-Jacques a reçu 3,693 femmes et 1,030 enfants, représentant un total de 17,063 nuits, et distribué 34,126 soupes; rue Labat, il a été admis 1,514 femmes et 350 enfants, pour un total de 6,497 nuits, et il a été distribué 12,994 soupes; rue de Crimée, les chiffres sont un peu plus de moitié moindres... Les dispensaires médicaux, au nombre de 16, ont donné ensemble près de 5,000 consultations et distribué pour plus de 20,000 francs de remèdes et de bains. Un dispensaire, spécialement affecté aux enfants, dans le dix-neuvième arrondissement, rend également aux classes laborieuses d'immenses services. Les lits des hôpitaux d'enfants sont insuffisants à Paris; et ces hôpitaux ne sont, d'ailleurs, pas pratiques pour le traitement des maladies chroniques. C'est donc à l'assistance privée de compléter, sur ce point comme sur bien d'autres, l'œuvre de l'assistance publique impuissante.

La Société protectrice de l'Enfance, dont le secrétaire est notre dévoué confrère le docteur Blache (fondée en 1865 et reconnue, presque aussitôt, d'utilité publique), a pour but d'enrayer l'effroyable mortalité qui pèse sur le nouveau-né, par suite de la misère, des préjugés, de l'ignorance, et des déplorables abus de l'industrie nourricière. Elle veille donc, avec la plus grande sollicitude, sur les nouveau-nés qu'elle inspecte; vient au secours des mères nécessiteuses, propage le plus possible l'allaitement maternel et répand enfin, partout, les préceptes vulgarisés de l'hygiène et de l'éducation physique du premier âge.

La Société protectrice de l'Enfance a, dans ces cinq dernières années, secouru 6,000 mères de famille, fait vacciner des milliers de nouveaunés et revacciner les membres de leurs familles; surveillé enfin, à Paris comme en province, les nourrices mercenaires, et provoqué l'assainissement d'une foule de logements insalubres.

La Société des Crèches est non moins intéressante. A Paris, plus de 80,000 ouvrières travaillent hors de chez elles; moyennant une faible rétribution, elles peuvent confier, pendant leurs heures de travail, leurs enfants (au-dessous de trois ans) aux trente-cinq crèches existant actuellement dans la capitale. L'enfant y trouve des soins, de l'hygiène et un commencement d'éducation : la crèche est assurément la meilleure institution contre les maladies qui assiègent l'enfance, à condition, bien entendu, que les locaux en soient propres, salubres, bien aérés, et que les enfants subissent, à leur arrivée dans l'établissement, une visite médicale.

L'institution des crèches est de date récente. Elle est due à M. F. Marbeau, économiste et philanthrope (1844); c'est, par excellence, une œuvre de bienfaisance, digne de toute nation civilisée, utile à la mère, à l'enfant, à la famille.

Les crèches mériteraient de devenir des établissements communaux, au lieu de rester simplement ce qu'elles sont, des établissements de bienfaisance. Comme l'a dit A. Karr, l'enfant allaité par sa mère et soigné à la crèche; passant de la crèche à l'asile, de l'asile à l'école primaire, de l'école primaire à l'atelier; partout suivi par la tutelle maternelle de la patrie, deviendra un ouvrier honnête, instruit, sobre, habile, laborieux, utile, heureux, aimé...

L'État devrait avoir, pour le moins, à cœur de fournir à ces utiles institutions leurs locaux, toujours très onéreux, surtout dans les grandes villes. On est ému de lire, en toutes lettres, ces *desiderata*, indiqués par la *Notice* annuelle de 1886 sur les crèches parisiennes : Les crèches de Paris ont secouru, pendant l'année 1884, 3,850 enfants, qui ont compté 255,000 journées de présence et exigé une dépense de 237,000 francs. Ces crèches n'ont encore de place que pour 1,200 enfants, nombre très insuffisant; car on calcule que sur les 80,000 femmes qui travaillent hors de chez elles, il y en a au moins le dixième, soit 8,000, qui ont un ou plusieurs enfants au-dessous de trois ans. La plupart des quartiers pauvres n'ont pas encore de crèches.

La Société des Crèches a pour objet d'aider à fonder et à soutenir les crèches et de propager l'institution. Elle a réparti entre celles du département de la Seine plus de 360,000 francs depuis 1846.

Le Conseil municipal de Paris, toujours dévoué aux pauvres, a inscrit au budget de la Ville, depuis quelque temps, la somme de 50,000 francs pour encourager la fondation de nouvelles crèches *laïques*. Il a voulu ainsi contribuer, pour sa part, à adoucir les souffrances et les misères du prolétariat. Le progrès social, en effet, réside tout entier dans l'amélioration morale et matérielle du peuple, « ce cœur du genre humain », comme l'appelait Lamennais. Et F. Marbeau, le généreux fondateur des crèches, l'a dit avec justesse : « La sollicitude pour l'enfance est l'un des signes de la civilisation... N'a-t-on pas la passion des chevaux, des oiseaux, des fleurs? La passion des pauvres n'est pas plus déraisonnable, et celle-là, du moins, est utile à l'humanité. »

Dans la grande Révolution et dans sa sublime devise se trouvait en germe la solution de tous les problèmes économiques et sociaux, et étaient indiquées toutes les réformes capables d'améliorer l'humanité et de faire enfin régner, dans la famille française, l'égalité, la fraternité et la solidarité. Cent ans, hélas! ont passé sur la Révolution, et la tâche accomplie semble bien insignifiante, si nous la comparons à ce qu'il nous reste à faire! Les souffrances d'une partie de la nation ne sont-elles pas toujours aussi dures qu'imméritées ? La misère et la maladie n'accomplissent-elles point toujours, sur le peuple de France, leur œuvre de destruction et de mort ?

L'assistance publique et la bienfaisance (tous les jours nous le constatons douloureusement) sont souvent impuissantes, malgré les perfectionnements administratifs et le bon vouloir unanime, à parer, à force d'énormes sacrifices pécuniaires, aux infortunes les plus criantes : elles n'arrivent pas à remédier,

comme il le faudrait, aux tristes conséquences
de l'inégalité sociale, dont les récriminations
deviennent sans cesse plus âpres, à mesure
que progresse l'instruction générale de la
nation...

La bienfaisance par l'aumône est malheureusement, dans tous les pays, un mal nécessaire. Pour obtenir des renseignements vrais
sur les nécessiteux et éviter de trop fréquents
abus, les institutions aumônières doivent
adresser leurs enquêteurs aux sociétés de secours mutuels. Elles doivent toujours préférer
aux allocations en argent, les secours en
nature (effets, instruments de travail, etc.)
dont elles pourront surveiller, d'ailleurs, strictement la conservation. Les administrations
de charité ont également le devoir de veiller à
l'assainissement des maisons habitées par les
pauvres, maisons qui surajoutent si souvent
aux tristes effets de la misère, l'influence léthi-
fère de l'insalubrité. Le congrès international
de Milan (1880) a émis, avec raison, les vœux
de multiplier les maisons ouvrières et les
logements pour les pauvres ; d'ouvrir, dans les
grands centres, des salles de travail pour les
ouvriers inoccupés ; de favoriser la multiplica-

tion des écoles agraires et des écoles d'arts et métiers, ainsi que la formation des crédits agricoles et des caisses de retraites pour la vieillesse.

Les institutions dotales répondent mal aux larges idées de notre temps : il faut les remplacer par l'instruction professionnelle de la femme, les secours d'allaitement, etc. Les monts-de-piété ont besoin d'être protégés contre l'usure des prêteurs sur gage ; mais ils devront, en revanche, exempter de tout intérêt le prêt des sommes minimes. Le congrès de Milan a, d'ailleurs, voté le développement du crédit sous toutes ses formes, y compris le *prêt sur parole*, qui est, a dit l'un des orateurs, « l'un des éléments les plus moraux d'éducation nationale ».

L'un des plus remarquables vœux émis par le dernier congrès d'assistance publique a été celui de l'organisation de l'assistance sanitaire des pauvres à domicile, si supérieure à tout point de vue, à l'assistance des malades dans les hôpitaux. Les visites gratuites, les dispensaires et maisons de secours sont des formes intermédiaires entre les deux modes d'assistance précités. Ces formes de la bienfaisance sont, au plus haut point, capables de répandre, dans les classes laborieuses, le goût et la pratique de l'hygiène et de la prévention des espèces morbides. Le développement de l'assistance domiciliaire pour les malades aigus n'empêcherait pas, du reste, de multiplier les hospices et les asiles pour les malades chroniques et incurables, et de conserver l'hôpital actuel pour les nombreux citoyens qui ne pourraient être assistés à domicile (malades seuls; contagieux préjudiciables à la santé publique; malades ou blessés dans de mauvaises conditions de logement, etc.)

Le congrès de Milan a également demandé, chez les médecins et chirurgiens d'hôpitaux, une plus grande douceur et un plus grand respect pour la liberté individuelle de leurs malades : « Il est à désirer, dit une des résolutions votées, que l'on adopte et que l'on étudie des dispositions législatives rendant exigible, dans le cas d'une grave opération, l'assentiment du patient ou de sa famille. » Excellente résolution, dont l'esprit est, hélas ! trop souvent encore méconnu, dans nos établissements hospitaliers.

Les institutions relatives à l'assistance des

enfants des travailleurs, concordent assez peu, il faut bien le dire, avec les nécessités et les aspirations de notre société contemporaine. A la loi Roussel, il faut ajouter un complément indispensable : l'assistance à la fille-mère qui nourrit, et même au père naturel pauvre, lorsqu'il prête lui-même assistance à la mère de son enfant. Outre les secours d'allaitement (que l'on ne saurait étendre trop loin), il faut favoriser l'institution des crèches pour les nourrissons et les enfants sevrés, ainsi que celle des maisons d'accouchement.

Le véritable *desideratum* de l'hygiène sociale ouvrière, et le but que devrait poursuivre, par-dessus tout, le socialisme d'État, serait, selon nous, de transformer graduellement les œuvres charitables, créées pour venir en aide aux travailleurs, en solides et scientifiques institutions de prévoyance. Remplacer l'aumône qui dégrade par le droit au secours, obtenu moyennant cotisation, n'est-ce point là de la bonne et saine démocratie ?

Nous avons encore beaucoup à faire, dans cette voie, pour arriver à la hauteur de nos voisins les Anglais, qui seront longtemps nos maîtres pour toutes les questions d'hygiène sociale et de philanthropie pratique. En Angleterre, il existe une société, patronnée par les plus grands noms du Royaume-Uni, et alimentée par d'importantes contributions. Cette Société crée partout des musées de sauvetage, organise des meetings dans les centres industriels, et multiplie le plus possible les expériences et la vulgarisation écrite ou parlée, dans le but de réduire le nombre des accidents suivis de mort, fréquents encore dans l'industrie d'outre-Manche, puisqu'ils s'élèvent annuellement à près de 15,000. En Allemagne également, on a obtenu, au point de vue du sauvetage, d'immenses résultats pratiques, qui sont à la hauteur des progrès réalisés depuis vingt ans, par les pays d'outre-Rhin, dans toutes les branches de l'industrie et de l'enseignement professionnel.

Dans cet enseignement, existe une lacune importante : l'étude de la prévention et du traitement des accidents que risque sans cesse l'ouvrier sur le champ de bataille industriel. On devrait réserver, dans l'instruction scolaire, une part plus large à l'étude des exercices corporels : les élèves apprendraient ainsi, de bonne heure, au lieu et place d'une gym-

nastique routinière, à remédier utilement aux
accidents les plus habituels et à sauver les
personnes en danger. Les exercices de sauvetage doivent être introduits, à plus forte raison, dans tous les établissements où un sinistre
est possible. C'est le seul moyen d'éviter l'affo-
lement à l'heure du danger. Ne devrait-on
pas aussi encourager davantage les sociétés de
sauveteurs et les fabricants d'engins perfec-
tionnés de sauvetage; et l'État ne devrait-il
pas intervenir plus utilement pour la solution
de tous ces problèmes, qui touchent à la préservation de la vie humaine, c'est-à-dire à la
question économique par excellence ?

Parmi les institutions sanitaires capables
de coopérer efficacement à l'hygiène du travailleur, nous devons placer les *dépôts mortuaires*.

Le principe de la création des dépôts mortuaires s'impose, dans une ville comme Paris,
qui possède un nombre si considérable de
garnis, une population si compacte de malheureux, une quantité si grande de logements
insuffisants. Cette institution est un acte d'humanité : elle délivrera les malheureux de la
promiscuité malsaine et désolante des morts,

et obviera parfois aux dangers réels de la contagion. Cela nous explique pourquoi toutes les municipalités des grandes villes ont unanimement conçu la nécessité de remédier ainsi à ces *desiderata*. Suivant les conclusions très rationnelles du Dr Chassaing, les dépôts mortuaires doivent être installés dans l'intérieur de la ville, à portée de la population qui en a besoin. Chaque corps sera déposé dans une *pièce isolée*, où la famille pourra le veiller, sans avoir à souffrir de la promiscuité des douleurs voisines. La maison municipale aura un aspect monumental et un vaste porche, permettant la réunion de nombreux assistants. Quant au transport des corps, nous ferons bien, paraît-il, d'adopter le système belge : une petite voiture très simple et très bon marché. Les corps des personnes décédées par suite de maladies contagieuses ne seront nullement exclus du dépôt ; mais l'administration prescrira, à leur égard, toutes les mesures nécessitées par l'assainissement et la désinfection scientifiques.

Il y a deux ans environ qu'une délégation municipale fut chargée d'étudier, à Londres, Bruxelles, Cologne et Mayence, l'organisation des dépôts mortuaires. A Londres, plusieurs paroisses ont ouvert depuis longtemps des « *mortuaries* », pour empêcher la promiscuité des vivants et des cadavres dans les logements exigus et malsains de la population indigente, si nombreuse, de cette capitale. Bruxelles a imité, en 1882, l'exemple des Anglais, mais en le perfectionnant : cette ville possède, en effet, outre le dépôt central de Sainte-Catherine, un bâtiment spécial, sis au cimetière d'Evère, et destiné à recevoir les restes des malades morts de maladies contagieuses. A Cologne, le dépôt mortuaire se trouve situé trop loin du centre de la ville pour suffire aux nécessités de l'hygiène publique...

La commission municipale est revenue de son voyage d'études, avec la conviction bien arrêtée qu'il fallait doter Paris sans retard d'un dépôt mortuaire, mais d'un dépôt décent, répondant aux exigences sentimentales de la population parisienne, et ne ressemblant ni à une morgue, ni à un amphithéâtre, ni à une usine, comme cela a lieu malheureusement trop en Angleterre et en Allemagne. Mais, finalement le rapport Chassaing a été rejeté en séance, après divers amendements, tendant à établir des asiles temporaires dans les maisons de secours, et des chambres mortuaires (en cas d'épidémies, surtout) dans les dépendances des hôpitaux.

Il y aurait bien encore un troisième système : ce serait celui d'un secours spécial, offert aux familles nécessiteuses, pour qu'elles puissent trouver un asile décent hors de la maison du décédé. Comme le disaient fort bien à la Société française d'hygiène MM. de Pietra-Santa et Landur, envoyer *à l'hôtel* la famille du décédé, cela coûterait encore moins cher que l'organisation dispendieuse de palais pour les morts !...

Le but des anciens *dépositoires* était de fournir une garantie contre les inhumations prématurées. Les maisons mortuaires qui s'imposent aujourd'hui doivent tendre uniquement à remplacer un domicile insuffisant et insalubre : les familles pauvres y veilleront ceux qu'elles ont perdu, jusqu'au moment de l'inhumation. Ce sera donc un asile temporaire pour les décédés, et non une salle d'attente du cimetière, un amphithéâtre anatomique, une usine à désinfection...

Il serait bon d'y recevoir également les

corps des personnes mortes par accidents sur
la voie publique, au lieu de transporter ces
corps à la Morgue, dont le nom *sonne mal*
et produit toujours sur l'esprit du Parisien
une fâcheuse impression...

CHAPITRE IV

LES ACCIDENTS DU TRAVAIL.

Les risques de l'ouvrier varient du tout au tout, selon les professions elles-mêmes. D'après M. Michel, la mortalité ouvrière est dix fois moindre aujourd'hui qu'il y a vingt ans : on déplore une vie humaine environ pour un million dépensé dans notre France. Annuellement, il y a 13,000 accidents suivis de mort, soit 22 pour 10,000 ouvriers (Foville). Les accidents reconnaissent pour causes : l'état du milieu, le maniement de machines ou d'outils dangereux, l'imprévoyance individuelle, la défectuosité du matériel, le maniement de substances délétères, etc...

L'ouvrier (il faut bien le dire) est souvent ignorant du danger, et les risques profession-

nels qu'il court sans cesse sont facilement dé-
cuplés par son indifférence inconsciente : il ne
comprend pas assez qu'il y a des cas où, comme
le dit le poète, *effugere est triumphus*.

Aussi, la sécurité du personnel, dans les
usines, doit-elle être assurée, tout d'abord, par
des inspections et des commissions compé-
tentes, chargées de surveiller les conditions
matérielles du labeur. Toutefois, il est certains
accidents que l'on peut considérer comme inséparables de tout travail manuel, quoi qu'on
fasse. Tels sont : les durillons forcés, callosités, phlegmons, synovites, plaies des mains,
contusions et plaies contuses, piqûres, brûlures, hernies, etc... Un traitement énergique
et intelligemment dirigé fera promptement
justice de la plupart de ces traumatismes et
en éloignera les complications, toujours redoutables, puisque, selon le mot de Velpeau, une
simple piqûre est une porte ouverte à la mort!

Les accidents de machines sont, au contraire,
constamment et immédiatement, fort graves.
Ce sont des plaies affreuses, par arrachement,
compliquées d'attrition profonde de tous les
tissus, de broiement en bouillie de toutes les
parties molles et des os. Voyez cette courroie

de transmission, qui happe au passage une ouvrière par ses cheveux et lui scalpe entièrement le cuir chevelu ; voyez cet arbre vertical, qui saisit un ouvrier par sa blouse et l'envoie se briser au plafond ou bien passer au laminoir ; voyez ces cylindres à engrenage qui déchirent un membre tout entier dans leurs mâchoires de fer, etc.

Dans ces divers accidents, remarquons, en passant, que l'hémorrhagie manque fréquemment, par suite de la torsion des vaisseaux. Aussi bien que les machines industrielles, les machines agricoles (faucheuses, batteuses, hache-paille) offrent de grands dangers, — les batteuses surtout. La scie circulaire ou à ruban fait des plaies étendues et profondes, accompagnées d'abondantes hémorrhagies. La machine à raboter cause, le plus souvent, des amputations irrégulières. Quant aux peignes de filature (qui sont très surveillés), ils produisent tantôt des plaies peu graves, tantôt les plus complets délabrements...

Il existe, aujourd'hui, des lois pour obliger les chefs d'industrie à séparer les roues, courroies et engrenages du personnel qu'ils emploient ; à établir, entre les machines, de larges passages (on devrait exiger des couloirs d'un mètre vingt, au moins, en moyenne); et, finalement, à empêcher, par le moyen de barrières ou autres appareils protecteurs, tout contact entre l'ouvrier et la machine en mouvement. Le graissage automatique devrait être exigé partout, et s'il existe dans l'usine un poste particulièrement dangereux, il faudrait qu'il fût, obligatoirement, confié aux sujets les plus habiles et non à des jeunes gens étourdis et inexpérimentés. Les hommes et les femmes porteront des vêtements courts, boutonnés et collants; les femmes auront, en outre, à revêtir un serre-tête ou une béguine.

Sous aucun prétexte, on ne devra nettoyer une machine en marche. On élargira, autant que possible, la cage de l'appareil; on munira de garde-fous les transmissions; on enchâssera l'arbre moteur et les arbres verticaux; on enveloppera de grillages les trappes et de gaînes les rouages; on emploiera partout les couvre-engrenages; on élèvera le plus possible les courroies horizontales; on interdira les courroies obliques; on donnera avis à tous de la mise en activité par des coups de sifflet, etc... Avec ces précautions, il sera loisible d'arriver à ce bon résultat, souhaité par le conseil général du Nord, « que, même en le voulant, le machineur ne puisse être victime de la machine. » C'est ce qui a été réalisé dans les grands établissements industriels de Lille, Amiens, Rouen, Mulhouse. C'est ce qu'on peut admirer à l'imprimerie Chaix, à Paris, où le sifflet d'alarme est remplacé par un vigoureux cri de : « Gare les mains! » poussé par le conducteur ou le margeur.

Un mot maintenant sur les explosions de chaudières. Ces explosions, malheureusement trop fréquentes, tiennent, le plus souvent, à des défauts de construction ou à l'altération des parois incrustées, qui éclatent sous la pression exagérée de la vapeur. Il existe actuellement (quoique depuis peu de temps) plusieurs ordonnances de police et même des décrets ministériels concernant l'épreuve des machines à vapeur et le fonctionnement d'icelles. C'est ainsi qu'on a raison de demander l'installation de soupapes de sûreté et de plaques fusibles; la désincrustation fréquente par l'huile lourde de houille ou par d'autres procédés; l'usage obligatoire des flotteurs d'alarme ou indicateurs à niveau, convenablement éclairés la nuit; enfin et surtout, les visites et réparations à intervalles très rapprochés. Dernièrement, le Conseil d'hygiène de la Seine s'est précisément occupé des récipients de gaz sous pression, utilisés pour l'éclairage des wagons, les freins instantanés, la fabrication de la glace, etc... Il a reconnu que, quoique les dangers de ces récipients fussent bien moindres que ceux des chaudières à vapeur, il y avait lieu pourtant d'exiger pour eux l'épreuve réglementaire et l'application aux accumulateurs d'un moyen quelconque, capable de limiter leur pression.

En dehors des dangers inhérents aux explosions de vapeur (dont les victimes succombent, du reste, à des brûlures graves, dans la proportion des deux tiers), les chauffeurs sont susceptibles d'être plus ou moins atteints par l'eau bouillante, d'être congestionnés par la trop grande chaleur rayonnante, ou tués par le brusque passage du chaud au froid. C'est pourquoi il leur est recommandé de se couvrir le corps de flanelle, d'éviter de boire de l'eau froide, etc... Enfin, il serait humain de relayer le plus souvent possible ces malheureux et de raccourcir ainsi leur séjour, si pénible, auprès des foyers et des générateurs de calorique.

Si, malgré toutes les précautions indiquées par l'hygiène, l'incapacité de travail et les mutilations n'ont pu être épargnées à l'ouvrier, la société doit à ce glorieux invalide de l'industrie, rendu incapable de subvenir à ses besoins ou à ceux de sa famille, l'aide et l'assistance dont il est digne.

Nous avons, tout d'abord, les maisons de convalescence, dont les portes devraient être largement ouvertes aux ouvriers; la fourniture gratuite des conducteurs d'aveugles, des membres artificiels, etc...; l'assistance judiciaire et les sociétés mutuelles d'assurances; le travail facile procuré aux personnes incapables de se servir de toutes leurs facultés; les institutions permettant aux veuves et aux enfants de subsister, etc.

Un mot encore au sujet de la chirurgie ouvrière. Elle doit être conservatrice ou ne pas exister. Velpeau disait : « Plus je vieillis et moins j'ampute. » Aujourd'hui, en face des magnifiques résultats que donnent le pansement ouaté et les méthodes antiseptiques (toutes résumables ainsi : la propreté à sa plus haute puissance), — le chirurgien serait coupable de pratiquer les opérations extemporanées, jadis si à la mode. Il se fera conservateur, surtout s'il s'agit de blessures à la main; car la main, pour l'ouvrier surtout, est ce que la définissait Pelletan : « un annexe du cerveau. »

CHAPITRE V

POISONS INDUSTRIELS. — LE SATURNISME.

Un jour de la fin de 1879, un savant chimiste, mort trop tôt, M. Personne, présentait à l'Académie de médecine la note suivante sur l'introduction du chromate neutre de plomb par les pâtissiers, dans le but de donner aux gâteaux une coloration jaune doré : « En raison de la cherté des œufs, quelques pâtissiers ont imaginé d'introduire cet agent dans leurs gâteaux pour remplacer la coloration due au jaune d'œuf : cette pratique, originaire de Paris, s'est répandue en province. La fraude a été découverte, grâce à l'inexpérience d'un des fraudeurs qui, ne connaissant que depuis peu ce nouveau procédé de falsification, a eu la main trop lourde. La pâtisserie était, en effet, d'un jaune très vif; c'est ce qui a éveillé l'attention des consommateurs. Des accidents ont été observés, car la brioche plombifère contenait 7 centigrammes pour 100 grammes d'oxyde de plomb! Il est urgent de donner à ce fait toute la publicité possible, pour éveiller l'attention de l'autorité pour cette sophistication et avertir les pâtissiers des dangers auxquels ils exposent les consommateurs. »

Ces graves dangers étaient ceux du *saturnisme*, ou empoisonnement par le plomb.

Le saturnisme se présente sous deux formes, la forme aiguë et la forme lente. La forme aiguë dure quelques jours. Plus connue sous le nom de *colique des peintres*, elle consiste en douleurs violentes dans le ventre et au creux de l'estomac, nausées, hoquet, vomissements et constipation opiniâtre; la face est altérée, anxieuse, la gorge serrée, les yeux cerclés de noir; les douleurs sont parfois si vives qu'elles arrachent des cris aux plus courageux.

La peau est jaune, la bouche mauvaise, et la paroi abdominale se rétracte douloureusement.

La forme lente du saturnisme est plus commune; sa durée est indéfinie. Les ouvriers des fabriques de céruse et de minium, les

peintres, broyeurs de couleurs, potiers, fon
deurs en caractères, fabricants de cartes glacées, absorbent incessamment, par les poumons
ou par l'estomac, des particules plombiques :
ils deviennent rapidement maigres et anémiques; tous leurs tissus se décolorent; leur
visage devient d'une pâleur livide, leurs dents
noircissent, leurs gencives se bordent d'un
liséré blanchâtre. Les malheureux sont imprégnés de plomb : et ce qui le prouve, c'est
que si on les plonge dans un bain sulfureux
on voit leur peau se marbrer de tâches bru-
nâtres dues à la formation d'un sulfure de
plomb : ces taches sont manifestes surtout aux
lunules des ongles. Puis, le saturnin deviendra la proie de vives douleurs dans les reins,
la poitrine et la tête, de crampes dans les
mollets, de vives douleurs articulaires. Enfin,
les hallucinations, la folie raisonnante et les
convulsions, ce délire « des muscles » ; l'épi-
lepsie, le tremblement des membres, les paralysies plus ou moins complètes, l'insensibilité
de la peau, la perte de la voix, la surdité
et l'amaurose viendront compléter ce triste
tableau...

Le plomb constitue l'un des plus grands

poisons industriels, surtout parce que son action sur les organismes est lente et insidieuse. Le saturnin, — c'est-à-dire celui qui a subi l'intoxication lente par les composés plombiques, — est frappé dans sa descendance même. Quand sa torpeur génitale lui permet d'être père, il donne naissance à des enfants chétifs, épileptiques, idiots; ou bien (fait plus fréquent), l'avortement expulse avant terme un fœtus maigre et atrophié.

Le plomb pénètre dans nos organes par les muqueuses digestive ou respiratoire, et s'absorbe à l'état de chlorure ou d'albuminate de plomb. Une fois dans le torrent circulatoire, il va porter sur les organes les plus essentiels (foie, cerveau), la dégénérescence graisseuse, la dystrophie et la mort. Au premier degré, il ne s'agit que d'anémie saturnine; puis, viennent les troubles nutritifs, l'encéphalopathie et les paralysies, symptômes qui s'aggravent sans trêve, jusqu'au jour où le poison stupéfiant a achevé sa tâche désorganisatrice.

La meilleure manière d'échapper à ce subtil ennemi qu'on nomme le *plomb*, c'est de connaître où il se trouve. Mais ses cachettes sont multiples et variées.

En hygiène professionnelle, les gaziers, peintres, ébénistes, teinturiers, étameurs, gantiers, fleuristes, imprimeurs, fabricants de cosmétiques, dentellières, employés au capsulage des bouteilles, etc., fournissent d'innombrables victimes au grand minotaure industriel. *Tous les ans, certaines fabriques de céruse envoient quatre ou cinq fois leurs ouvriers à l'hôpital :* la statistique a été faite avec le plus grand soin, et elle rend compte avec une triste éloquence des risques constants que courent ces travailleurs. Que penser alors des cristalleries, puisque le *minium* est deux fois plus dangereux à manier que la céruse ?...

Les précautions générales recommandées aux cérusiers sont : d'éviter tout excès, et surtout l'abus des alcooliques ; nourriture substantielle, lait miellé, mets salés et non acides ; propreté extrême des personnes, des outils, des vêtements, de la main, de la figure et surtout de la bouche ; aérer et ouvrir les ateliers ; laver fréquemment à grande eau toutes leurs parties ; changer d'habits et les nettoyer surtout avant le repas ; éviter les battages et trépidations qui soulèvent les poussières meurtrières; broyer toujours les préparations en vase clos... Avec ces précautions, on a fini par obtenir d'heureux résultats pratiques. Et ce n'est point dommage : car de toutes les insalubrités industrielles, la fabrication de la céruse est, à coup sûr, celle qui a coûté le plus d'existences à la population ouvrière. M. Armand Gautier adressait, récemment, à ce sujet, au nom du Conseil d'hygiène de la Seine, un intéressant rapport au préfet de police. D'après l'éminent chimiste, il existe, dans notre département, 25,000 ouvriers environ qui manient le plomb et ses dérivés. Depuis dix ans, le nombre des saturnins a décru, chez eux, de plus de moitié, en même temps que les symptômes d'intoxication par le plomb diminuaient également de gravité (dans la période 1878-1880, 552 saturnins et 11,140 journées d'hôpital; dans la période 1884-1886, 239 saturnins et 3,537 journées).

Cette heureuse amélioration tient surtout à l'intervention administrative, et notamment à l'*instruction* sur les causes et les remèdes de l'intoxication saturnine, publiée en 1882, et dont l'exécution complète est exigible dans toutes les usines, fabriques, etc... où travaillent

les peintres, enduiseurs, ponceurs, broyeurs
de couleurs, badigeonneurs, cérusiers, fabricants de minium et de massicot, polisseurs de
caractères, fondeurs de plomb, potiers d'étain,
plombiers, ferblantiers, étameurs, miroitiers,
doreurs, typographes, faïenciers, émailleurs,
fumistes, mécaniciens, chaudronniers, chape-
liers, ciseleurs, apprêteurs de poils, verriers,
cartonniers, ajusteurs, etc., etc... Tous ces
corps de métiers sont, en effet, plus ou moins
candidats au saturnisme et doivent être, pour
cette raison, activement surveillés.

Mais ce sont les cérusiers qui ont toujours été le plus fréquemment et le plus
gravement atteints. La disparition définitive de l'usine de Clichy, qui, après avoir
fourni pendant de longues années, aux hôpitaux de Paris, la moitié de leurs malades saturnins, a fini par emporter son dernier directeur, M. Orsat; — cette disparition,
disons-nous, a fait la joie de tous ceux qui
pensent que la santé de l'ouvrier est le premier
devoir social. Il ne reste plus au gouvernement qu'à assurer l'exécution sérieuse du
vœu émis à la suite du rapport de M. Gautier: « Que M. le ministre du Commerce et

de l'Industrie demande, dans l'intérêt de la santé des ouvriers cérusiers, aux administrations de l'Etat et aux compagnies de chemins de fer, de n'admettre dans leurs adjudications que la céruse broyée à l'eau ou à l'huile, à l'exclusion de la céruse en poudre. » Cette méthode avait été proposée déjà par Combe, en 1849, comme répondant le mieux à la prophylaxie du saturnisme chez les cérusiers. Hélas ! que la vérité est lente à se faire jour ! Il y a deux ans, MM. Rampal et d'Astros protestaient contre le mépris des lois de l'hygiène dans les fabriques de minium, si nombreuses à Marseille, et qui présentent, avec celles de litharge et de massicot, un degré si élevé de nocuité. On devrait exiger absolument, pour le broyage de tous ces oxydes plombiques, l'emploi des appareils hermétiques usités pour la céruse...

La fonte et le laminage du plomb, pour la confection du plomb de chasse, de la tuyauterie, etc., émettent également des vapeurs très dangereuses, contre lesquelles il serait aisé de prémunir la santé de l'ouvrier. Autrefois, les polisseurs de camées se servaient d'un cylindre de plomb fertile en accidents graves : aujourd'hui, ils emploient, sur la demande de M. Proust, un cylindre de cuivre, et tous les accidents ont disparu. Il est facile de trouver, pour chaque industrie précédemment citée, des palliatifs analogues. On pourrait voir ainsi s'effacer l'une des taches les plus honteuses de notre époque, l'empoisonnement industriel, dont la gravité s'accroît si communément par la misère et la négligence de l'ouvrier.

La question du saturnisme, qui intéresse si vivement l'hygiène professionnelle, n'est pas moins grave au point de vue de l'hygiène privée. Etranger totalement à l'organisme humain, le plomb est l'un des rares métaux absolument antipathiques à l'homme : quelques milligrammes constituent, pour ses organes, le plus dangereux des poisons stupéfiants. Il suffit d'un ustensile culinaire recouvert d'étain plombifère par un étameur ambulant non contrôlé ; il suffit d'une sardine renfermée dans une boîte de conserves à soudure intérieure, pour causer les plus graves accidents.

Les innombrables variétés de composés plombiques, journellement employés aux usages les plus multiples, nous expliquent la fréquence des accidents saturnins. L'odeur, le goût et la couleur peu prononcés des sels de plomb, et leur ordinaire solubilité dans les liquides du corps humain, expliquent leur action toxique secrète, insidieuse et traîtresse. Car le plomb ne produit pas toujours les accidents aigus de la colique saturnine, avec ses vomissements et sa constipation *caractéristiques* : le plus souvent, c'est une anémie lente et profonde, accompagnée de troubles nerveux étranges et inexplicables.

De tous côtés, ce métal nous menace et nous pénètre. On peut en trouver dans toutes les substances alimentaires : le pain, les pâtisseries, le chocolat, le cidre, le vin, le fromage, l'eau de seltz artificielle, etc., peuvent en contenir des traces plus ou moins toxiques. Le tabac à priser, que l'on renfermait *jadis* dans des boîtes de plomb ; les toiles américaines, couvrant les voitures de nos bébés ; les cartes de visite glacées à la céruse (carbonate de plomb) ; les fils de soie, enrobés à la litharge ; les poteries jaunes vernissées ; les dentelles ; la cire à cacheter et les pains à cacheter rouges ; les mèches à briquet ; les timbres à décalcomanie ; les jouets d'enfants ; le mastic des vitriers, etc., ont causé des milliers de cas d'empoisonnements saturnins. Nous sommes enveloppés de cet ennemi de nos organismes : le plomb. Depuis nos habits, nos meubles et nos chaussures, jusqu'aux conserves de légumes, thon, foie gras, en passant par la vaisselle, les cristaux, les toiles cirées, moleskines et papiers peints, — de tous côtés nous sommes menacés, exposés à des accidents saturnins. Le plomb constitue pour nos organes un ennemi de tous les instants, ennemi d'autant plus dangereux qu'il est souvent invisible et habilement dissimulé. Un chimiste célèbre disait à un président de cour d'assises qu'il se faisait fort de lui trouver de l'arsenic jusque dans son fauteuil. Eh bien ! cette proposition, paradoxale pour l'arsenic, devient une vérité quand on l'applique aux préparations plombiques, qui souillent de leur dangereuse présence la plupart des objets en contact avec l'homme.

Il y a peu de temps, on constatait à Paris des cas de saturnisme évidemment causés par le pain qui sortait de certaines boulangeries : ce pain était cuit dans des fours que l'on chauffait avec des bois de démolition imprégnés de céruse.

Anciennement, la régie conservait le tabac à priser dans des boites de plomb : le plomb s'oxydait et déterminait des empoisonnements ; c'est pour cela que l'administration des tabacs substitua aux feuilles de plomb des feuilles d'étain. On a également cité des accidents saturnins dus à une certaine toile américaine servant à couvrir les voitures d'enfants ; d'ailleurs, une foule de bâches sont imprégnées de sels plombiques (la céruse ou carbonate de plomb doit à sa propriété de *couvrir* son immense emploi industriel : elle a de plus un pouvoir siccatif très grand). — Les cartes de visite glacées à la céruse sont, à chaque instant, l'occasion d'empoisonnements : elles sont fort dangereuses entre les mains des enfants. Bref, il y a les fils de soie, enrobés avec un mélange de gélatine et de litharge (oxyde de plomb) ; les poteries jaunes, dont le vernis peut être décomposé par le vinaigre ; les dentelles, qui sont imprégnées de céruse ; la cire à cacheter et les pains à cacheter rouges, qui doivent au minium leur belle coloration ; les mèches à briquet, colorées en jaune orangé par le chromate de plomb ; les jouets d'enfants ; le mastic des vitriers... que sais-je encore ?

Il y a quelque temps, un de nos confrères constatait chez un notaire de graves symptômes, qui lui firent soupçonner le saturnisme. Après en avoir longtemps cherché la source, il finit par découvrir que son client avait la manie (qu'il croyait innocente) de mâcher les grains de plomb de son écritoire...

Et remarquez que je ne parle pas des cas de falsifications coupables, comme la fameuse affaire des cidres, qui amena, il y a une trentaine d'années, cinq cents prévenus devant les tribunaux! On voit encore, du reste, comparaître, de temps à autre, en justice d'aimables industriels qui trouvent bon d'adoucir la trop grande verdeur de leurs vins en les additionnant de sucre de Saturne (acétate de plomb).

Le D Accolas a rapporté des cas d'empoisonnement causés par l'enveloppe métallique du fromage de Roquefort. — On a signalé des chocolats additionnés de minium. — A Béziers, le D Ronziez a décrit une curieuse épidémie d'intoxication saturnine (412 malades, 30 morts). Il s'agissait de meules réparées avec du plomb, qui avait mêlé à la farine ses molécules toxiques. La dyspepsie attribuée à l'eau de seltz artificielle, l'anémie même des grandes villes, ont souvent reconnu dans leurs causes, le plomb renfermé dans les siphons. Husson (de Toul) nous a signalé des timbres à décalcomanie comme constituant, par leur chromate de plomb, un danger des plus sérieux pour les enfants.

De tous côtés, le plomb nous envahit et nous enveloppe : habitation, meubles, habits, chaussures, vaisselle, cristaux, toiles vernies de tables à manger, moleskines des chaises, dentelles des rideaux, papiers peints des murailles, boîtes de conserves renfermant des substances grasses (sardines, foie gras), tout est plus ou moins plombifère, et, par cela même, plus ou moins dangereux.

Le cristal est un silicate double de potasse et de plomb. Les eaux de seltz, les vins blancs, le vinaigre qui y sont contenus peuvent emprunter aux parois du vase de cristal des particules plombiques. En faisant macérer, dans divers liquides, des morceaux de verre de Bohême et de Baccarat, Armand Gautier a trouvé, après un mois, de notables quantités de sulfure de plomb.

Les mèches à briquet, colorées au chromate de plomb, ont longtemps été des épées de Damoclès pour le fumeur de pipe, qui recueille et conserve précieusement les cendres de son cher fourneau.

M. Beaumetz rapportait récemment le fait d'un malade empoisonné pour avoir peint lui-même son appartement, et sans avoir présenté de coliques de plomb. M. Potain a observé un sujet, mort d'accidents cérébraux de cause inconnue, et à l'autopsie duquel on retrouvait 21 balles de plomb dans l'estomac : on apprit qu'il avait la singulière habitude d'avaler celles-ci en guise de laxatif. Récemment, la Société médicale des hôpitaux relevait de nombreux cas d'empoisonnements par la *braise chimique.* Cette braise, qui brûle comme de l'amadou, est tout simplement du charbon de bois arrosé d'une solution d'azotate de plomb. Employée dans la cuisine, elle peut mêler accidentellement sa cendre aux aliments : dès 1846, on proposait déjà de remplacer, par le nitrate d'ammoniaque inoffensif, le nitrate de plomb si dangereux ! Vous voyez bien que la justice de l'hygiène est comme l'autre : *Pede claudo.*

MM. Bertrand et Ogier ont communiqué, le 14 novembre dernier, à la Société de médecine légale, la relation d'une épidémie de saturnisme causée par des farines. Une centaine de personnes, des environs de Roanne, avaient été prises soudain de coliques extrêmement violentes, accompagnées de symptômes généraux graves. Certains furent pris de convulsions et de délire, que l'on jugea aussitôt surnaturels, au point de songer à exorciser les malades! Nos confrères reconnurent que les accidents observés venaient de l'emploi de godets en tôle plombée, dans les élévateurs servant à amener les farines des meules aux blutoirs des moulins...

Nous n'en finirions pas, si nous voulions rapporter tous les curieux exemples de saturnisme : cosmétiques à la litharge, crevettes peintes au minium, bouteilles rincées à la grenaille de plomb, applications dites de *Bruxelles* dans les broderies sur tissus, etc., etc. : si nombreuses sont les observations que nous avons pu faire par nous-mêmes ou lire dans les recueils médicaux, qu'elles rempliraient un volume entier! Mais persuadé que « le secret d'ennuyer est celui de tout dire » nous avons cherché à renfermer dans des limites raisonnables cette ébauche du saturnisme.

Toutefois, nous ne saurions passer sous silence la fameuse question des tuyaux de plomb, capitale en hygiène urbaine et qui attend sa solution définitive de la médecine, cette science paternelle par excellence.

Un publiciste distingué, notre collègue M. A. Hamon a réussi à démontrer d'une manière complète l'action nuisible de l'eau traversant les tuyaux de plomb. Cette action, qui n'était pas ignorée des anciens, fut signalée nettement, dès le dix-huitième siècle, par Tronchin, Scheele et l'illustre Franklin. Aujourd'hui, tous les auteurs sont d'accord pour affirmer que le plomb s'oxyde au contact de l'eau ordinaire, et que cette eau, chargée du poison, a causé de nombreux malheurs (empoisonnements de Windsor, Southampton, Bruxelles). En octobre 1848, la famille de Louis-Philippe éprouva à Claremont (Irlande) de sérieux accidents, du fait des eaux d'une source, amenées par des conduites en plomb. Guéneau de Mussy, médecin des d'Orléans, eut le mérite de reconnaître la cause et publia, sur la question, un rapport détaillé.

En 1873, M. de Laval, ingénieur des mines, adressa au conseil municipal de Paris une pétition, signée de 907 membres du corps médical parisien, pour demander la proscription des tuyaux de plomb servant à la conduite des eaux potables. Les tuyaux neufs sont surtout nocifs ; mais les vieux le sont également, pour peu que l'eau ait séjourné quelque temps dans les conduites. L'Académie de médecine, consultée, ne prit aucune résolution, à cause des expériences contradictoires des chimistes. Cependant, il semblait suffisant qu'on eût trouvé *fréquemment* des traces de plomb dans les eaux potables, pour prévenir, par tous les moyens possibles, le développement des accidents. Or, il est bien certain que l'eau attaque le plomb des tuyaux ; donc, il faut supprimer les tuyaux de plomb : voilà une dilemme dont on sortira difficilement.

Nous admettons parfaitement que l'empoisonnement plombique, *de nature essentiellement insidieuse*, puisse revêtir le masque de diverses affections banales, telles que la fièvre typhoïde, l'anémie profonde, les troubles de l'estomac et les troubles intestinaux mal déterminés. On peut expliquer aussi par le plomb la fréquence toujours croissante des maladies nerveuses. Le métal toxique se localise, en effet, surtout dans le tissu nerveux.

Un grand nombre de cas d'épidémies d'empoisonnement saturnin sont rapportés avec détails dans le remarquable travail de M. Hamon. L'épidémie de l'École normale de Versailles, consistant, comme principaux symptômes, en troubles de la vue et de l'intestin; celle d'Avranches en 1873; celles de la rue Marignan et du boulevard Malesherbes, etc., reconnaissaient *comme cause évidente* les tuyaux de plomb. En 1879, le maire du 8ᵉ arrondissement, M. Kœchlin-Schwartz, a fait connaître un exemple de pseudo-épidémie d'appartement, que le Dʳ Thorens rattacha sans peine à sa cause véritable, le plomb. On a eu souvent aussi à constater des faits analogues à bord des navires. Force nous est donc de conclure, au nom de l'hygiène publique, « cette moralité des sociétés », qu'il est impossible de laisser planer le moindre soupçon sur notre boisson journalière.

Les usages domestiques de l'eau sont si multiples, que nous finissons par absorber journellement des quantités appréciables d'un métal toxique, qui s'accumule longtemps dans l'organisme avant d'y produire ses bruyants méfaits sur l'intestin, l'estomac, le foie, les poumons et les centres nerveux...

Dans une séance de la Société de médecine pratique, M. le Dr Roulin a incriminé les eaux potables de Puteaux, qui renferment, paraît-il, des traces appréciables de plomb, et ont pu ainsi causer des accidents. Cette origine spéciale du saturnisme n'est donc pas plus rare qu'elle n'est nouvelle, puisque Vitruve combattait déjà, de son temps, les conduites de plomb : *minime plumbeis fistulis aqua duci videtur, si volumus cam habere salubrem...*, affirmait l'illustre ingénieur latin.

Notre collègue, M. A. Hamon (après avoir étudié ces questions délicates avec un zèle particulièrement louable) a réussi à faire voter, par le dernier congrès de Vienne, la proposition suivante : « L'emploi des tuyaux de plomb, pour la distribution des eaux dans les maisons, constitue une violation des lois les plus élémentaires de l'hygiène et doit être interdit par une loi. » Il est avéré que les eaux potables, séjournant longuement dans des tuyaux neufs de même que dans des réservoirs enduits de minium ou autres vernis plombifères, peuvent acquérir des propriétés toxiques. Il y aurait donc lieu de substituer partout au plomb le zinc et le fer galvanisé, ou mieux le plomb doublé d'étain, comme le demande M. Hamon.

Si l'eau peut devenir nuisible au contact du plomb, à *fortiori* le vin, dont les acides attaquent ce métal si peu stable. Un architecte de Grenoble, M. Wagner, a rapporté dernièrement, dans ccet ordre d'idées, la curieuse histoire de toute une famille d'Uriage, empoisonnée de cette manière, pour avoir eu l'ingénieuse pensée de faire entrer du vin (c'était dans un grand hôtel thermal), sans payer la régie, et l'on avait utilisé, dans ce but, les conduites d'eau du pays! Avouez que si l'inventeur de ce nouveau procédé avait su un tant soit peu d'hygiène, il ne serait pas mort et n'aurait point trompé le fisc... du moins de cette manière.

Fille de la nuit, l'ignorance n'est-elle pas la mère de tous les vices et de la plupart des maladies professionnelles?

Nous terminerons cet exposé par l'histoire d'un fait qui montre combien, en ces matières, la recherche des causes est difficile parfois. Nous voulons parler de l'histoire de la *colique sèche des pays chauds*. A partir de 1830, notre marine était victime d'une affection épidémique grave, présentant l'allure des maladies saturnines, et qui cessait avec l'atterrissement des navires.

Depuis de longues années, les savants discutaient sur cette bizarre maladie, que presque tous s'accordaient à ériger en entité morbide, lorsqu'un médecin de marine, M. Lefèvre, prouva, en 1859, que la colique sèche n'était autre chose que la colique de plomb. On employait sur nos vaisseaux jusqu'à quinze mille kilogrammes de plomb. Les mécaniciens étaient le plus souvent malades, parce qu'ils maniaient une graisse riche en minium; des siphons de plomb servaient à alimenter l'équipage d'eau acidule; la vaisselle des marins était un alliage d'étain et de plomb. Malgré les observations répétées de M. Lefèvre, il lui fallut plusieurs années pour convaincre l'administration des méfaits du plomb; et, dès que le ministère de la marine se fut décidé à faire des réformes, tous les accidents cessèrent comme par enchantement, et la colique sèche disparut pour toujours du cadre des maladies navales : « Savoir, dit Aristote, c'est connaître les causes. »

La morale de cette histoire est que, pour prendre des mesures contre ce protée aux mille formes qu'on nomme le saturnisme, il faut savoir où il se cache. Depuis de longues années on a recommandé aux cérusiers et aux peintres de répandre le moins de molécules plombiques dans l'atmosphère de leurs ateliers, qui sera renouvelé le plus souvent possible ; de se munir de masques spéciaux ; de ne pas manger à l'atelier ; de se tenir dans la plus exquise pro preté. Les hygiénistes demandent autant que possible à l'industrie de remplacer le dangereux blanc de céruse par l'inoffensif blanc de zinc.

Depuis longtemps aussi, Grisolle (qui a fait du saturnisme une magnifique étude) a proposé qu'on fabriquât les préparations plombiques dans les prisons et dans les bagnes. « S'il doit y avoir des victimes, s'écriait-il justement, ne vaut-il pas mieux que ce soit parmi ces êtres dégradés que la justice a sequestrés de la société, que parmi les plus valides de la classe ouvrière ? »

Quant aux autres particules de plomb qui accomplissent dans l'ombre leurs tristes méfaits, elles disparaîtront chaque jour, si toutefois notre pays se décide à mieux surveiller l'industrie, au nom de cette science qu'on nomme *l'hygiène publique*, et qui, selon la belle expression de P. Bert, est la moralité des sociétés.

CHAPITRE VI

LE PHOSPHORISME

L'empoisonnement aigu par le phosphore est très fréquent : il tient le premier rang parmi les intoxications criminelles. Il se passe rarement une semaine sans que les faits divers des journaux viennent relater un cas de phosphorisme aigu. Il est si facile de se procurer des allumettes ou de la pâte phosphorée, pour le suicide ou pour le crime ; si fréquent de voir un enfant non surveillé se mettre à sucer des bouts d'allumettes ! Vingt à quarante centigrammes de phosphore suffisent, du reste, pour causer la mort... Celle-ci arrive, parfois, en quelques heures (forme foudroyante), à la suite de vomissements répétés, d'affreuses angoisses et, finalement, de brusque arrêt du cœur. Dans ces cas, le sujet exhale une odeur alliacée ; ses hoquets, ses éructations et son haleine respiratoire elle-même, émettent des vapeurs lumineuses dans l'obscurité. La mort, vraiment effrayante, est ordinairement précédée de convulsions violentes et d'un état comateux plus ou moins long.

La forme aiguë *ordinaire* du phosphorisme se traduit par des douleurs au creux de l'estomac, des vomissements incoercibles et de violentes coliques, accompagnées de diarrhée, de soif vive et de suppression des urines. Au bout d'un jour ou deux, ces symptômes s'amendent. Il se fait, dans l'état du malade, une rémission marquée. Mais cette rémission est apparente et illusoire : bientôt survient la jaunisse, et vers le quatrième ou le cinquième jour de l'empoisonnement, des hémorragies ont lieu par la peau et par les muqueuses ; il y a albuminurie, et le malade meurt, du septième au neuvième jour. D'après ce tableau ou plutôt cette esquisse, nos lecteurs comprennent déjà que le phosphore agit, d'abord, comme poison irritant, puis comme poison du sang. En effet, à l'autopsie, l'estomac est rouge et ramolli ; le sang noir et privé d'oxygêne ; de plus, les viscères, le foie principalement, ainsi que les muscles, ont subi la dégénérescence graisseuse, qui explique tous les symptômes observés.

Outre cette forme aiguë, la plus commune, il existe une forme chronique, très rare, où cette dégénérescence viscérale a lieu progressivement ; on note également, dans ce cas, des symptômes nerveux graves et une étrange disposition organique aux hémorragies. A côté de l'empoisonnement criminel ou accidentel par les allumettes, et de l'intoxication industrielle que nous allons bientôt décrire, A. Tardieu a signalé l'empoisonnement *indirect*. Ce dernier a lieu par des animaux, des boissons, des aliments rendus toxiques, ordinairement à cause de ce dangereux produit, trop librement vendu, la mort-aux-rats, qui renferme plus d'un gramme pour cent de phosphore blanc.

Les ouvriers des fabriques d'allumettes sont maigres, jaunes, sujets à des troubles digestifs (dyspepsie, coliques), respiratoires (oppression, toux), et cérébraux (névralgies, troubles intellectuels). Mais l'accident caractéristique de la profession est la *nécrose du maxillaire*, que les ouvriers désignent sous le nom de *mal chimique*. La mâchoire inférieure est le plus souvent atteinte.

Cet os, après s'être tuméfié, offre, un beau jour, les symptômes classiques de la carie : il s'y creuse des trajets fistuleux purulents, par lesquels s'élimine, en fragments, au milieu de l'épuisement hectique de l'organisme, l'os maxillaire frappé de mort. Sans parler de sa gravité, la nécrose phosphorée cause des difformités affreuses chez celui qu'elle ne tue pas. D'après Magitot, la porte d'entrée exclusive et invariable du mal serait la carie dentaire : il faut qu'il y ait, paraît-il, des dents, ou tout au moins des gencives *malades*, pour que les vapeurs du phosphore, incapables de pénétrer avec effraction, soient absorbées et viennent perpétrer leurs dégâts. Cette opinion est également celle de notre savant confrère le Dr A. Combe, qui compare, avec raison, les lésions osseuses du phosphorisme avec celles que cause l'acide arsénieux maladroitement manié par des dentistes ignorants.

Dans la fabrication des allumettes, il y a trois opérations dangereuses : la préparation de la pâte, le trempage, le séchage. Outre les dangers précédents, ces opérations causent des brûlures douloureuses et graves, fréquemment causes d'accidents tardifs, par suite de la formation, dans l'intérieur de la peau, d'acide phosphorique, qui irrite et tuméfie la plaie. Il est bon (disons-le tout de suite) de laver au sulfure de carbone, puis à l'eau de chaux, toute brûlure par le phosphore.

Comment traiter, maintenant, l'empoisonnement aigu ? On fait vomir le patient à l'aide du sulfate de cuivre, qui forme un phosphure cuprique inoffensif. On le purge avec la magnésie calcinée, qui sature les acides produits. On lui supprime tout médicament ou aliment graisseux, huiles, lait, bouillon, etc., qui faciliterait l'absorption du phosphore dissous. On lui recommande l'exercice des bras et la gymnastique respiratoire active. Enfin, depuis les belles expériences de Personne, on lui administre, à haute dose (jusqu'à 30 grammes par jour) l'essence de térébenthine, qui est le meilleur antidote connu du phosphore.

A cause des phosphates nombreux qui existent dans l'organisme, la chimie légale a la plus grande difficulté à isoler le corps du délit, même à la suite des plus minutieuses recherches. Le phosphore s'oxyde, d'ailleurs, si facilement... Les criminels connaissent évidemment le fait, et ils en profitent. Il y aurait une manière bien simple de rendre rares les empoisonnements : On supprimerait la vente de la pâte phosphorée et celle des allumettes de phosphore ordinaire. Les allumettes dites *suédoises* seules (dont le frottoir, uniquement, contient du phosphore *amorphe, rouge, nullement toxique*), seraient tolérées. Une loi, donnée en 1875, par Christian IX, de Danemark, a interdit ainsi, dans ce pays, les allumettes en phosphore ordinaire ; les quelques nations qui ont suivi cet exemple s'en sont fort bien trouvées, non seulement au point de vue judiciaire, mais encore au point de vue économique, — les incendies ayant diminué, chez elles, dans de notables proportions.

On sait, du reste, que les fabriques d'allumettes sont (pour raison ignifuge), placées dans la première classe des établissements insalubres. Le travail des enfants y est interdit (à raison des vapeurs délétères), par le décret du 14 mai 1875.

Le Conseil d'hygiène de la Seine vient, du reste, tout récemment encore, d'émettre un nouveau vœu en faveur de l'usage exclusif du phosphore rouge, à la suite de conclusions nettement posées par M. Brouardel :

1° Les émanations phosphorées qui se dégagent durant certaines opérations de la fabrication des allumettes chimiques exercent une influence fâcheuse sur la santé des ouvriers qui s'y livrent et les exposent spécialement à une affection très grave des os de la face, connue sous le nom de nécrose phosphorique ou mal chimique.

2° La présence du phosphore blanc dans le mastic inflammable lui communique des propriétés vénéneuses qui ont donné lieu déjà à plusieurs empoisonnements criminels et à de funestes accidents, et qui, en raison de l'usage universellement répandu des allumettes chimiques, constituent un danger public et permanent.

3° Le seul remède à ce double péril est la prohibition absolue du phosphore blanc dans la préparation de la pâte des allumettes ou de toute autre composition analogue.

4° Le phosphore blanc peut être remplacé pour cet objet particulier par d'autres substances, et notamment par le phosphore rouge ou amorphe qui ne présente aucun des inconvénients du phosphore ordinaire, qui n'est pas vénéneux et avec lequel on peut dès à présent fabriquer des allumettes d'une excellente qualité.

5° La prohibition du phosphore ordinaire, motivée par un grand intérêt public, ne paraît devoir amener de perturbation fâcheuse ni dans l'industrie, ni dans le commerce.

Le monopole des allumettes, établi en France pour parer au déficit de la guerre de 1870, a chassé de notre pays la fabrication libre et diminué singulièrement les dangers professionnels inhérents à cette fabrication. Le phosphorisme et la nécrose sont rares, en somme, à Aubervilliers et Pantin, vastes usines bien aérées et surveillées avec attention. On y examine, avec soin, la bouche et les dents des ouvriers; on guérit les caries ou gingivites dont ils sont porteurs; et le personnel est ainsi soumis à de fréquentes inspections médicales, dans le but, éminemment louable, de l'hygiène préventive. Les ateliers, largement ventilés, sont saturés de vapeurs de térébenthine : un récipient rempli de cette essence est même suspendu au cou de chaque artisan. Le trempage se pratique, automatiquement, dans les ingénieux vases clos de Bell et Higgins, qui sont eux-mêmes placés sous des hottes de dégagement, munies de cheminées d'appel hautes de 36 mètres. On recommande enfin au personnel les soins de propreté les plus minutieux de l'individu et du vêtement; il est interdit de manger dans l'atelier, etc...

Pour être complet, il nous faut dire quelques mots de l'industrie extractive du phosphore. Le phosphore s'extrait (comme chacun le sait) des os, calcinés d'abord, puis traités par l'acide sulfurique, qui décompose le phosphate de chaux, ce solide support de la charpente osseuse. On distille, on condense, on purifie, ensuite, le produit brut ainsi obtenu. Ce dernier n'est manié que sous l'eau : c'est ce qui nous explique pourquoi les ouvriers sont à l'abri de toute manifestation du phosphorisme. Ils n'ont guère à redouter, en effet, que les brûlures. L'extraction du phosphore est assurément moins redoutable pour les artisans que pour les voisins des usines, constamment incommodés par la nauséabonde odeur qui résulte de la calcination osseuse.

CHAPITRE VII

L'EMPOISONNEMENT PAR LE CUIVRE.

Dès 1853, après un travail du regretté Chevalier, où se trouvent énumérés les accidents produits par la vaisselle de cuivre, et les papiers de tentures, pains à cacheter, thés verts, liqueurs, fruits, conserves, eau de fleurs d'oranger, etc., etc., renfermant des sels de cuivre — une circulaire du ministre de l'intérieur restreignait l'usage commercial de ce métal et exerçait sur les produits industriels incriminés une certaine surveillance.

Bientôt, une ordonnance de police interdit complètement la présence dans les conserves alimentaires d'une quantité quelçonque du métal dont nous parlons. Mais depuis quelques années, à la suite de polémiques vives, souvent peu scientifiques, et de célèbres expériences sur des chiens (expériences ne prouvant pas grand'chose, l'*ami de l'homme* étant réfractaire à un grand nombre de poisons), l'Administration entra dans une voie de tolérance, et admit le verdissage par le cuivre des conserves alimentaires, à condition que, sur les boîtes de conserves, fût imprimée en caractères lisibles la mention : *verdissage au cuivre*. Il est vrai que depuis ce moment (excellent effet de la liberté !), l'industrie du verdissage au cuivre disparaît graduellement, pour faire place à des procédés absolument inoffensifs, tels que celui de M. Lacour (par exemple), qui verdit les conserves avec la chlorophylle, matière colorante verte extraite des épinards.

L'empoisonnement par les sels de cuivre est-il un empoisonnement fréquent ? Oui, puisque en 1879, sur une statistique totale de 617 intoxications, dont 190 ont causé la mort, le sulfate de cuivre a fait mourir 77 personnes, et le vert de gris (acétate de cuivre) a fait 33 victimes !

Le sels de cuivre agissent rarement pour produire l'empoisonnement aigu : car ils sont très vomitifs, et conséquemment, rejetés avant d'avoir pu produire leurs désordres sur l'économie. Une heure au plus après avoir ingéré ces sels toxiques, les sujets éprouvent des vomissements et des déjections fréquents et verdâtres; un état nauséeux général poussé jusqu'à la syncope; de l'algidité (abaissement de température), un abattement extraordinaire des forces, du ballonnement du ventre, enfin des crampes musculaires analogues à celles du choléra, l'abolition des urines, une sensation constrictive métallique toute spéciale à l'arrière-gorge.

Tels sont, à peu près, les symptômes de la forme aiguë de l'empoisonnement par le cuivre. Que faire en pareil cas? Favoriser les vomissements par l'eau tiède; les déjections par des lavements émollients; comme contre-poisons, donner le lait, le sucre, l'eau albumineuse (deux blancs d'œufs battus dans un litre d'eau), le fer réduit par l'hydrogène et, surtout, le sulfure de fer hydraté; enfin des bains généraux, telles sont les indications ordinaires du traitement.

L'empoisonnement chronique, ou lent, par les préparations cuivriques, se rencontre surtout chez les ouvriers qui tournent ou polissent le cuivre et respirent ses poussières (horlogers). Il est caractérisé par la maigreur, l'affaiblissement général, la déchéance organique manifeste. Le sujet souffre de douleurs rhumatismales ; il est en proie à des sueurs profuses ; il a constamment dans la bouche une saveur métallique désagréable ; son teint est blême, son haleine nauséeuse. Il présente les symptômes d'une bronchite catarrhale continuelle (le cuivre s'élimine par la muqueuse de l'arbre respiratoire). Ses dents sont ébranlées et ses gencives sillonnées d'un liseré bleuâtre. La colique et les paralysies n'existent pas, comme dans l'empoisonnement saturnin. Le plomb est surtout un poison musculaire et nerveux ; le cuivre agit sur la qualité du sang principalement.

Toutefois, plusieurs observations semblent prouver, non seulement l'innocuité du cuivre, mais même sa valeur hygiénique ; et corroborer ainsi les idées (peut-être un peu absolues) de notre éminent collègue le Dr Galippe. Il a même été, dans ces derniers temps, fortement question de l'influence préservatrice du cuivre dans certaines maladies. MM. Pécholier et Saint-Pierre avaient établi par leurs observations que les ouvrières en verdet du midi de la France étaient garanties de la chlorose et pouvaient même en guérir quand elles en étaient préalablement affectées.

On sait, d'autre part, que, d'après M. Burq, le maniement quotidien du cuivre préserverait du choléra et de la fièvre typhoïde. L'enquête qu'il a faite à ce sujet, et dont les résultats ont été contrôlés en 1869 par le Dr Vernois, établirait que les décès par le choléra sont 15 à 25 fois moins nombreux chez les ouvriers qui manient le cuivre que chez les ouvriers des autres métiers vivant dans des conditions hygiéniques analogues. Le même auteur a plus récemment appuyé son opinion sur les résultats d'une nouvelle enquête.

Une chose certaine, c'est que les ouvriers peuvent toujours échapper à la forme aiguë de l'intoxication. Les préparations cuivriques éveillent sans cesse, en effet, leur attention, soit par leur *couleur*, soit par leur *saveur* : les accidents *aigus* sont presque toujours le résultat d'une méprise ou d'un empoisonnement volontaire. On peut même dire que, hors le cas de suicide, tout empoisonnement accidentel est rendu impossible, par la saveur insupportable des aliments auxquels une proportion un peu forte d'un sel de cuivre a été mélangée.

Si le médecin a lieu de soupçonner l'intoxication chronique, il prescrira le bromure de potassium et le bicarbonate de soude, qui favorisent l'élimination du cuivre, les bains sulfureux, les toniques, et surtout une hygiène favorable. Ce traitement réussit généralement ; car l'empoisonnement par le cuivre est d'un pronostic singulièrement moins sombre que l'empoisonnement par le plomb.

Parmi les antidotes chimiques de l'intoxication cuprique, signalons, outre l'albumine, formant un albuminate de cuivre insoluble, la magnésie et les alcalins, qui précipitent le cuivre à l'état d'oxydule, et la limaille de fer, qui le précipite à l'état métallique. Mais on conçoit que ces antidotes chimiques ne puissent guère agir, en dehors de la forme aiguë de l'intoxication, assez peu fréquente dans l'industrie. Quant à la forme chronique, elle est peu admise aujourd'hui. Les hygiénistes croient généralement à la tolérance organique pour le cuivre et se rallient à l'opinion très juste de Bouchardat : le cuivre a fait plus de peur que de mal, tandis que le plomb faisait, sournoisement, plus de mal que de peur.

CHAPITRE VIII

L'ARSENICISME.

Nombreuses sont les conditions professionnelles et domestiques dans lesquelles peut
éclater l'empoisonnement arsenical.

Parmi les professions, celles de fondeur de
zinc et de fabricant de blanc de zinc sont très
exposées à l'intoxication, par suite de l'arsenic
contenu dans les minerais de zinc à l'état d'impureté. Les pyrites de soufre et d'acide sulfurique impur renferment également de l'arsenic,
susceptible de causer des empoisonnements
chez ceux qui manient ces substances. Mais
ces malheurs ont surtout lieu dans la préparation des couleurs d'aniline (par l'acide arsénique) et dans la préparation des composés
arsenicaux dans les laboratoires ; c'est ainsi

que plusieurs chimistes sont morts pour avoir respiré l'hydrogène arsénié, gaz extrêmement toxique. Les ouvriers employés à l'extraction des minerais d'arsenic, de cobalt, à la distillation des charbons de terre et des bitumes artificiels, etc., etc., sont également exposés à l'arsenicisme aigu ou chronique. Le professeur Ritter (de Nancy) a décrit l'observation curieuse d'un empoisonnement survenu chez des personnes habitant le troisième étage d'une maison, dans la cour haute et étroite de laquelle on avait allumé un feu de Bengale blanc, dit *feu indien*, renfermant de l'orpiment (trisulfure d'arsenic) dont les vapeurs, en s'élevant, avaient pénétré par les fenêtres ouvertes.

Les fabricants de papiers peints, qui manient les verts arsenicaux, les broyeurs de couleurs, les fabricants de fleurs et feuillages artificiels, les couturières en gaze verte, les fabricants d'abat-jour verts, de cartes à jouer, de capsules en papier vert ; les teinturiers, les corroyeurs et les mégissiers (qui emploient l'orpiment), les empailleurs (qui manient le savon arsenical) — tous ces corps de métiers sont exposés à respirer des poussières toxiques et

fournissent chaque jour des victimes à l'empoisonnement par l'arsenic. Souvent les doigts
de ces ouvriers sont le siège d'éruptions particulières, qui peuvent exister dans bien des
points du corps, et qui sont dues à l'action
caustique sur la peau des poussières arsenicales.

Dans la vie domestique, l'arsenicisme peut
être produit par les papiers de tentures verts
qui tapissent trop souvent les chambres à coucher. Les papiers veloutés doivent être surtout
suspectés : ils renferment parfois des quantités
énormes d'arsenic. La science a rapporté de
multiples observations où l'on constatait, sans
en reconnaître la cause, des symptômes nerveux et gastriques des plus graves (ainsi que
des éruptions étranges de la peau) qui étaient
dus aux émanations arsenicales délétères,
dégagées par des papiers de tenture. Des
stores et des rideaux, peints avec des verts de
Scheele et de Schweinfürt, ont également
donné naissance à des accidents.

Nos lecteurs se rappellent peut-être, à ce
sujet, le rôle joué, dans le procès fameux du
pharmacien Danval, par un certain rideau à
fond bleu avec fleurs jaunes, vertes et rouges.

Les tapis rouges colorés avec la laque de Vienne, les abat-jour verts, les cartes à jouer dont le dos est coloré en vert, les bougies vertes, les animaux empaillés (que certaines personnes conservent, à tort, dans leurs chambres d'habitation) peuvent également renfermer des quantités importantes d'arsenic.

Certaines étoffes sont tellement arsenicales qu'elles sont extrêmement dangereuses comme vêtements. C'est ainsi que l'on a vu des robes de bal en tarlatane, en gaze ou en mousseline, déterminer de graves éruptions sur le cou et les épaules, et des symptômes généraux fort alarmants. Les chaussettes rouges, les chemises de flanelle rouge Magenta ou Solférino, les parures vertes en feuillages, les bijoux en faux vert de montagne, sont également fort suspects et peuvent amener, par absorption cutanée, l'empoisonnement arsenical.

Certains aliments peuvent renfermer de l'arsenic : bonbons, pâtisseries, pains d'épice, charcuteries, boissons, sirops, vins, ont été colorés, à l'aide de verts arsenicaux ou de fuchsine arsénifère, par des industriels ignorants et coupables. L'utile institution du Laboratoire municipal protégera (nous l'espérons), la santé publique, mieux qu'elle ne l'a été jusqu'ici, contre ces dangers latents dont l'industrie l'entoure de plus en plus. En tout cas, nous devons remercier les savants qui, à l'exemple du professeur Layet, s'efforcent de dépister l'ennemi et d'indiquer les endroits où il se cache.

Nous ne pouvons terminer cette rapide esquisse sans énumérer brièvement les symptômes de l'empoisonnement par l'arsenic. La forme aiguë est caractérisée par la soif, le crachotement continuel, l'agacement des dents, la constriction de la gorge, les nausées, les vomissements de bile et de sang, la sensation de brûlure dans toute l'étendue du tube digestif, les coliques violentes, la diarrhée fétide, le hoquet, l'oppression, le pouls rapide et serré, les battements de cœur, les syncopes, les crampes, les convulsions, la paralysie et la mort. On a comparé souvent, et avec raison, ce tableau symptomatique à celui du choléra.

Mais, dans l'industrie, la forme aiguë est rare. La forme chronique, plus fréquente, est caractérisée par la perte d'appétit, les vomissements, la diarrhée, les ophtalmies, le coryza, la bronchite, les hémorragies nasales, les douleurs rhumatismales, les vertiges et l'affaiblissement dans les membres inférieurs. La peau est le siège de pustules et d'ulcérations rebelles du genre de celles que nous venons de signaler chez les artisans en couleurs arsenicales.

Chez les ouvriers en abat-jour de la prison des Madelonnettes, le Dʳ de Pietra Santa, notre savant maître, a conseillé, avec succès, les lotions d'eau salée sur les parties malades, (doigts, orteils, organes génitaux) lotions immédiatement après saupoudrées de calomel. Il faut recommander aussi à ces travailleurs, ainsi qu'aux feuillagistes, fabricants de couleurs, teinturiers, peintres en décors, etc., d'avoir des vêtements et des chaussures strictement clos et spéciaux pour leur travail ; de porter des masques respirateurs; de ne point manger à l'atelier, etc., — et surtout de soigner, sans attendre, les accidents locaux qu'ils peuvent présenter, éruptions et pustules, — parce que, d'abord bénins, ces accidents sont susceptibles de s'aggraver par le travail.

Il y a peut-être encore des pays où l'on pratique le *chaulage* des blés par l'acide arsénieux. Le devoir des autorités est de faire disparaître ce procédé dangereux (ainsi, du reste, que le chaulage par la chaux et le sulfate de cuivre) puisque la méthode de Mathieu de Dombasle, — par le sulfate de soude, donne, sans inconvénient aucun, les résultats pratiques les plus satisfaisants.

CHAPITRE IX

L'EMPOISONNEMENT PAR LE MERCURE.

Les journaux bavarois enregistraient récemment cette brève nouvelle : « Tous les ouvriers fondeurs de la fabrique de figures d'étain, à Nuremberg, sont tombés malades par suite d'intoxication mercurielle : une enquête est ouverte.» Ce n'est point la première fois que l'hydrargyrisme sévit en Bavière : et tous ceux qui s'intéressent à l'hygiène des industries ont présente à l'esprit la magistrale étude de Kerchensteiner sur les ouvriers étameurs de Fürth.

Remarquons l'extrême toxicité des préparations mercurielles solubles : Bouchardat a fait périr rapidement des poissons plongés dans une eau qui contenait seulement, par litre, un milligramme de bi-iodure de mercure. Mais ce métal lui-même émet des vapeurs nuisibles, susceptibles d'être absorbées par les poumons, l'estomac et même la peau, et d'entraîner ainsi les plus graves désordres. Ces vapeurs sont mortelles aux animaux inférieurs : jamais on ne vit le moindre parasite dans les laboratoires où trône la cuve à mercure.

Autrefois, on n'employait comme ouvriers mineurs que des condamnés, pour extraire ce métal des gisements d'Almaden (Espagne) et d'Idria (Illyrie), où il se trouve à l'état de cinabre ou sulfure naturel. Au moment des opérations de la distillation, les vapeurs de mercure, volatilisées, portent au loin la mort, puisqu'on n'a jamais pu conserver, à Idria, de bétail bien portant. A Almaden (où l'on extrait plus d'un million de kilogrammes de mercure métallique par an), les mineurs perdent toutes leurs dents en deux ou trois ans et deviennent rapidement impropres à tout travail.

Parmi les professions, peu nombreuses, du reste, qui emploient le mercure, citons : les fabricants de baromètres et de thermomètres, les doreurs sur métaux, les étameurs de glaces. Il serait à souhaiter que l'on employât, dans toutes les fabriques de glaces, les procédés par l'argenture suivie de cyanuration, qui donnent des résultats aussi parfaits que l'amalgame d'étain et de mercure, sans compromettre la santé de l'artisan. Quant à la dorure au mercure, elle devrait être aujourd'hui sévèrement prohibée : ne possédons-nous pas, en effet, l'innocente dorure galvanique, qui est tout aussi belle, lorsqu'elle est poussée suffisamment? Il en est de même du *secrétage* et feutrage des poils par le nitrate de mercure, dans l'industrie chapelière. Depuis que ces opérations se font, mécaniquement, avec l'acide nitrique et la mélasse, l'hydrargyrisme est très rare, parmi les milliers d'ouvriers qui alimentent cette profession, autrefois fort insalubre.

Peuvent être également empoisonnés : les propriétaires de tirs, lorsqu'ils couchent dans leur local non ventilé, que vicient les vapeurs de fulminate de mercure ; les laveurs de cendres d'orfèvres ; les fleuristes et ouvriers en papiers peints, lorsqu'ils utilisent les rouges hydrargyriques; les empailleurs ; les injecteurs de poteaux télégraphiques, qui manient le sublimé, etc.... Au siècle dernier, existait une profession, heureusement disparue, qui payait un lourd tribut à l'intoxication hydrargyrique : c'était celle des donneurs de frictions mercurielles contre la gale et la syphilis. Ces malheureux infirmiers ou aide-médecins, dont Berengarius disait que, « plus forts que les alchimistes, ils avaient trouvé moyen de transmuter le mercure en or », ces malheureux, disons-nous, succombaient en grand nombre, — comme leurs malades, du reste, qui devaient saliver sept jours de suite avant d'être guéris ! Si la médecine manie aujonrd'hui le grand spécifique métallique avec précision et prudence, c'est à la suite d'une expérience, hélas ! chèrement acquise : car nulle maladie n'était pire que les remèdes mercuriels appliqués par les anciens syphiliographes...

Résumons, maintenant, les principaux symptômes de l'empoisonnement par le mercure. Le malade a un aspect morne, anémique, languissant ; ses chairs sont molles ; son teint jaunâtre ou olive ; il se plaint d'abord de vertiges et d'une certaine émotivité. Bientôt l'on constate du tremblement des membres supérieurs et de la langue, des crampes dans les mollets, et des accès qui rappellent les crises épileptiques. Le tout coïncide avec une déchéance des plus marquées du système musculaire. Les paralysies et les convulsions, les troubles intellectuels, la perte de mémoire, une sorte de démence qui ressemble assez à la démence sénile, montrent bien la localisation du métal toxique dans le tissu nerveux. Les accidents sont, du reste, très rapides et éclatent même, parfois, sans avertissements morbides préalables : tous les éléments anatomiques de l'être sont dans une sorte d'état de vieillesse prématurée qui explique la soudaineté apparente des lésions.

Une partie des phénomènes toxiques se passe du côté de la bouche, qui est peut-être la voie d'élimination la plus active du mercure. C'est, d'abord, une simple salivation, plus ou moins profuse, graduellement suivie par une inflammation ulcéreuse de la muqueuse buccale dans son ensemble. La langue déborde les arcades dentaires; les glandes salivaires sont engorgées; les dents, déchaussées, donnent au malade une pénible et bizarre sensation d'allongement; les gencives sont le siège d'une tuméfaction des plus intenses; l'haleine est horriblement fétide; la parole et l'alimentation, de même

que le sommeil, sont rendus impossibles; enfin
l'os maxillaire lui-même devient le siège de
douleurs atroces, qui annoncent sa carie et sa
nécrose.

Si le sujet échappe à ces graves accidents,
c'est pour mourir, un peu plus tard, avec la
nutrition complètement perturbée, dans la
cachexie mercurielle, que caractérisent l'altération profonde du sang et des muscles, les
éruptions, les œdèmes, les hémorragies, et
finalement une diarrhée incoercible, que certains auteurs considèrent, à bon droit, comme
une sorte de salivation abdominale colliqua-
tive. La tolérance de l'organisme à l'égard des
préparations mercurielles est, d'ailleurs, infiniment variable, et nous pourrions citer plusieurs faits de stomatite grave ayant succédé
à une simple friction d'onguent gris (onguent
hydrargyrique simple).

Nous avons décrit la forme lente de l'empoisonnement, celle qui mord, comme on dit,
sans aboyer. Le poison mercuriel menace également la vie de l'espèce : l'avortement, la
débilité congénitale et le rachitisme sont des
conséquences ordinaires de l'intoxication.
Quant à l'empoisonnement aigu, il a lieu ha-

bituellement par le sublimé corrosif, ou bichlorure de mercure, qui est dangereux à la dose de quelques centigrammes, et entraîne des accidents morbides analogues à la dysenterie aiguë, par les lésions viscérales irritatives profondes qu'il détermine. La saveur métallique très marquée du sublimé explique son peu de faveur dans l'empoisonnement criminel. En revanche, sa vogue actuelle, immense, comme désinfectant externe, est susceptible de causer bien des accidents par imprudence.

Contre l'empoisonnement aigu, rien ne vaut l'eau albumineuse prescrite à haute dose, selon la méthode d'Orfila. L'empoisonnement chronique se traite par le soufre, l'iodure de potassium, les sudorifiques (bains de vapeur, vêtements de laine), la bonne nourriture, les toniques (amers, fer, quinquina) l'hydrothérapie et les bains sulfureux. Contre la stomatite mercurielle, on donne le chlorate de potasse à haute dose, et l'on cautérise les ulcérations produites.

A Cirey, à Saint-Gobain, à Chauny, on a remarqué que les accidents hydrargyriques sont bien plus fréquents pendant l'hiver. Cela tient uniquement à l'occlusion des portes et fenêtres dans les ateliers. Il est donc indispensable d'assurer la ventilation, sans préjudice de l'arrosage ammoniacal du sol, conseillé par Mayer, et qui a donné, à Saint-Gobain, de si remarquables résultats. On recommandera, enfin, aux ouvriers, une propreté exquise, des vêtements de travail fréquemment changés, et une sobriété ponctuelle ; car l'alcoolisme semble prédisposer aux accidents. La réduction des heures de labeur et l'interdiction absolue du travail des enfants s'imposent également au bon vouloir des administrations et des conseils d'hygiène surtout.

CHAPITRE X

LES DANGERS DU GAZ D'ÉCLAIRAGE.

Notre collègue le Dr Bruneau a su résumer, dans une remarquable thèse inaugurale, toutes les données relatives à l'empoisonnement par le gaz d'éclairage, et étudier (on peut le dire) *sous toutes ses faces*, cette importante question. Chacun sait que le gaz qui nous éclaire est un mélange de plusieurs corps gazeux : hydrogène, gaz des marais, oxyde de carbone, carbures lourds, vapeurs de benzine, etc., en proportions variables, selon les qualités des houilles et la perfection plus ou moins complète du mode de fabrication.

Or, quel est, dans tous ces produits, l'élément particulièrement toxique ? Ce ne sont pas les carbures d'hydrogène; ce n'est pas le *pro-*

pylène. (M. Bruneau le prouve par de nombreuses expériences sur des cobayes, faites au laboratoire de Paul Bert.) L'élément vraiment toxique du gaz d'éclairage, c'est l'*oxyde de carbone*, le dangereux corps du délit de l'empoisonnement par le charbon. L'oxyde de carbone est renfermé dans le gaz d'éclairage dans une proportion qui varie entre 5 et 13 p. 100. Sa présence ne sert en rien au pouvoir éclairant; et la chimie devrait bien débarrasser le gaz de cet oxyde dangereux, dont quelques traces suffisent pour tuer les organismes les plus robustes.

Tel qu'il existe, le gaz qui nous éclaire est, en effet, très toxique : c'est l'agent employé maintenant à la « fourrière » pour tuer les chiens errants : leur exécution, par ce procédé, est rapide et très économique, paraît-il.

Les fuites de gaz dans les canalisations des rues ou des maisons sont (chacun le sait) les causes de fréquents et déplorables accidents : soit dit en passant, il faut absolument proscrire la glaise et le ciment dans l'obstruction de ces fuites...

Le gaz échappé peut parcourir sous le sol d'énormes distances; il s'y filtre, pour ainsi dire, et y dépouille son odeur caractéristique. Puis il envahit sournoisement les habitations, sans que rien trahisse sa présence, et il y asphyxie les êtres vivants. Combien de morts subites survenues pendant la nuit, qui n'ont pas eu d'autre cause! C'est surtout en hiver, quand le sol est gelé et que les habitations chaudes font, pour ainsi dire, *tirage,* que l'on voit le gaz, échappé des canalisations, se répandre dans les intérieurs habités; et cela d'autant plus aisément que la tension des gazomètres est plus forte pendant la saison rigoureuse, où la consommation du gaz est à son *summum.*

Parfois, les malheureuses victimes de l'empoisonnement par le gaz d'éclairage tombent foudroyées. Mais, en général, les accidents toxiques sont précédés de malaises étranges, insomnie, perte d'appétit, vertiges, maux de tête, nausées et vomissements. L'asphyxie a lieu alors lentement; mais les forces sont prostrées de bonne heure : « La victime n'aurait qu'un cri à pousser pour être secourue, qu'un mouvement à faire pour briser un carreau et être sauvée : *mais elle est réduite à l'impuissance.* » La mort est donc la règle.

Les meilleures canalisations en fonte, munies des mastics les plus imperméables, laissent toujours échapper au moins sept centièmes de gaz. Paris en dépense annuellement 150 millions de mètres cubes pour son éclairage. Eh bien! 15 millions environ se perdent dans son sol, qui en est littéralement infecté (c'est là la vraie cause du dépérissement des arhres de nos boulevards). Du sol, il se répand dans l'air et contribue ainsi à la viciation atmosphérique des villes, à la *malaria urbana!*

L'ordonnance de police du 27 octobre 1875 dicte les précautions à prendre concernant les conduites et appareils dans l'intérieur des habitations. L'hygiène, de son côté, commande d'employer pour l'éclairage et le chauffage par le gaz, des becs brûlant le gaz aussi complètement que possible. Les becs à flamme plate (papillons) devront être abandonnés pour les becs à double courant. Dans les fourneaux à gaz, on veillera surtout au parfait tirage des appareils et à la complète intégrité des tuyaux en caoutchouc : nous reviendrons plus loin sur la question, à propos de l'hygiène du cuisinier.

Le sujet empoisonné par le gaz sera porté immédiatement au grand air; on lui insufflera ce *pabulum vitæ* en lui faisant, comme cela se pratique ordinairement pour les noyés, la respiration artificielle : l'air est, en effet, ici, le meilleur contre-poison pour le globule sanguin altéré par le gaz toxique.

Les frictions, les sinapismes, les saignées, les inhalations de gaz oxygène et la transfusion du sang (comme agent héroïque), les toniques et les stimulants, sont les moyens rationnels à mettre, ensuite, en œuvre.

Quant aux constatations médico-légales, on comprend qu'elles soient souvent entourées de doutes et de difficultés. L'expérimentation sur des animaux placés à l'endroit où les victimes ont expiré; l'analyse du sang des victimes et celle de l'air de la chambre serviront à l'expertise de bases solides et d'arguments péremptoires.

A l'appui de sa thèse très remarquable, Bruneau a produit un grand nombre d'observations intéressantes. Toutes montrent combien les maisons sont étrangement perméables aux traîtresses invasions de cet ennemi subtil. L'hygiène publique commande (en attendant le jour prochain où de l'électricité seule jaillira la lumière), l'hygiène commande : de procéder avec soin à l'épuration du gaz d'éclairage, qu'il faut dépouiller de son oxyde de carbone ; et de surveiller, en les améliorant tous les jours, les conditions d'une irréprochable canalisation. Partout les tuyaux de plomb, facilement altérables, puisqu'ils peuvent même être rongés par les rats (Layet), devront être remplacés par des tuyaux en fonte ou en tôle étamée ou bitumée.

M. de Freycinet, dans son magistral *Traité d'assainissement industriel*, avait proposé d'installer les conduites dans les égouts. Mais, outre que ceux-ci ne sont qu'insuffisamment aérés pour cet usage, ils ont actuellement bien d'autres rôles à remplir : l'égout du boulevard Montmartre, par exemple, renferme deux conduites d'eau, un tube d'air comprimé, deux tubes pneumatiques postaux, un tube des horloges pneumatiques et, en outre, les fils télégraphiques et les fils téléphoniques.

CHAPITRE XI

MINES ET MINEURS.

La profession de mineur est assurément l'une des plus infernales. Ce n'est pas après l'immense succès populaire obtenu par *Germinal* que nous pouvons insister longuement sur la vie des houillères et les conditions anti-hygiéniques du mineur. Variations constantes de température, avec vingt degrés d'écart, parfois ; air tantôt très sec, tantôt très humide ; poussières de charbon ; ventilation parfois nulle ; air vicié par le grisou ou par la poudre ét les putréfactions ; eaux stagnantes, dans lesquelles l'ouvrier est forcé de travailler pendant des journées entières : voilà quelques-unès des déplorables conditions de la profession minière. Le travail souterrain expose le mineur aux catastrophes des inondations, des explosions et des éboulements ; l'absence d'air et de lumière engendre chez lui l'anémie à forme pernicieuse. L'humidité et le travail dans l'eau appelle sur lui les manifestations rhumatismales les plus profondes, qui le forcent souvent à quitter son travail. Le scorbut, les furoncles, les troubles digestifs, la diarrhée et la dysenterie sont également les produits les plus certains du travail des mines.

Les houilleurs sont, enfin, sujets à un tremblement spécial, à une oscillation, ordinairement verticale, du globe de l'œil, fréquemment étudiée, dans ces derniers temps, sous le nom de *nystagmus des mines*. Joignez à tous ces dangers professionnels les plus mauvaises conditions hygiéniques extrinsèques, à cause d'un salaire le plus souvent dérisoire et toujours insuffisant : habitations étroites et malsaines, alimentation de qualité inférieure, etc. ; et vous comprendrez facilement pourquoi les chiffres de la morbidité et de la mortalité sont si élevés dans la profession minière ; pourquoi le mineur de cinquante ans est un vieillard ; pourquoi ses enfants sont scrofuleux, rachitiques, coxalgiques, tuberculeux; pourquoi, enfin, le mineur est l'ouvrier qui, même lorsqu'il est en révolte contre la société, est entouré de la sympathie de tous les gens de cœur.

« Vie et lumière sont deux idées corrélatives », a dit L. Büchner; et Tyndall ajoute que nous sommes tous, mécaniquement, les enfants du soleil. Eh bien! le mineur, lui, vit non seulement sans soleil, mais dans une perpétuelle viciation de l'air, de l'aliment respiratoire. Vous comprenez qu'il ait le droit d'être anémique; et la statistique, cette science révolutionnaire par excellence, nous apprend qu'il ne s'en prive point. Elle nous montre, en effet, le travail des mines comme l'un des plus insalubres, puisque le mineur dépasse rarement une moyenne vitale de trente-cinq ans. Mais l'industrie minière est aussi l'une de celles qui ont profité, sans aucun doute, des progrès de notre époque. Moins qu'autrefois, la rapacité patronale est la cause des ventilations défectueuses des galeries et de l'asphyxie qui en résulte. L'anémie classique des mineurs est reconnue comme faite, assez souvent, d'impaludisme et d'accidents parasitaires déterminés par un ver de l'intestin, l'*ankylostome duodénal*. Si l'on constate toujours, chez les mineurs, le surmenage et l'affaissement de la taille, ainsi que les déformations du thorax et les douleurs rhumatismales, par suite de la courbure permanente du corps dans les galeries humides et étroites des exploitations minières; en revanche, — et les chiffres sont éloquents pour le prouver, — le *crachement noir* (anthracose, catarrhe ou phtisie des mineurs), est moins constant; les brûlures, asphyxies, contusions, fractures, par suite d'explosions et d'éboulements, sont également beaucoup plus rares. Le D'' Manouvriez, de Valenciennes (qui a étudié les maladies et l'hygiène des ouvriers de Saint-Vaast, travaillant à la fabrication des agglomérés de houille et de brai), reconnait avec raison que, dans toutes ces industries, le point d'hygiène important consiste à diminuer la poussière, en augmentant le volume d'air dans le milieu du travail. Il conseille, dans ce but, les jets fréquents d'eau pulvérisée, les cases spacieuses et bien ventilées, et surtout le broyage en vase clos, comme il s'opère pour la fabrication, bien connue, du charbon de Paris.

Les ouvriers employés dans les mines de

cuivre, de zinc, de plomb, etc... éprouvent tous les inconvénients des houilleurs, et en plus, les dangers spéciaux ressortissant aux poisons métalliques. On devrait améliorer le plus possible des conditions vitales de ces utiles artisans, et faire bénéficier de tous les progrès industriels leur profession, insalubre par excellence. La République, qui ne doit point, selon le mot de Royer-Collard, être une tente dressée pour le sommeil, — arrivera peut-être un jour à se rapprocher le plus possible de ce programme de justice idéale : « la mine au mineur. » Mais, en attendant, nos gouvernants ont le devoir d'empêcher le travail des enfants dans les mines ; d'exiger, contre le *grisou*, les plus minutieuses précautions ; et d'assurer enfin, par des lois protectrices, le sort de ceux qui passent leur vie à procurer à l'industrie le pain qui la fait vivre...

Dans la plupart des explosions de grisou, la majorité des mineurs meurt sans aucune lésion apparente. *Ils ont avalé le feu*, disent les survivants, dans leur argot professionnel. La mort résulte véritablement, dans ces cas, soit d'intoxication par les gaz oxy-carbonés méphitiques, soit plutôt de la commotion produite

sur les centres nerveux. Dans une thèse récente, M. Paul Gaudin démontre que, lors
d'une explosion de feu grisou, le mineur subit
une compression et une décompression brusque, qui fait varier de six ou sept atmosphères
au moins la pression qu'il supporte. Rien
d'étonnant alors que les plus graves accidents
succèdent à ces troubles physiologiques. Les
victimes du grisou doivent, comme traitement,
être soumis, d'abord, à la saignée, qui ranime
le cœur et allège la circulation obstruée ; puis,
aux inhalations d'oxygène, qui excitent mer-
veilleusement le fonctionnement hématosique
de notre chair coulante. Si le malade peut
avaler, on lui fera prendre du café, stimulant
actif du cœur, et une potion à l'acétate d'ammoniaque, pour éliminer l'acide carbonique,
accumulé dans le sang, à l'état de carbonate
d'ammoniaque.

Si ces moyens échouent, on aura recours à
la transfusion d'eau salée ou mieux de sang
défibriné, ainsi qu'aux injections sous-cutanées
d'éther sulfurique. Comme dans tous les cas
d'asphyxie, le médecin ne devra jamais se
hâter de considérer le sujet comme mort : il le
traitera même s'il ne donne plus signe de vie.

CHAPITRE XII

INDUSTRIES DES MÉTAUX.

Les affineurs sont sujets aux caries dentaires, coliques, brûlures, etc... dues au contact de l'acide sulfurique qu'ils manient sans cesse. C'est par le moyen des alcalis (ammoniaque, eau de savon) que l'on contrebalance ces inconvénients industriels.

Les ouvriers qui manient le marteau éprouvent des douleurs des poignets et des épaules, ainsi que des contractures et crépitations tendineuses, qui les obligent, de temps à autre, au repos, base du traitement de ces accidents professionnels.

Les ouvriers des hauts-fourneaux sont surtout exposés aux brûlures graves et aux dangers de la chaleur excessive; ils sont prédisposés aux refroidissements, et offrent aux affections graves une moindre résistance. L'emploi des *fours tournants* et des écrans mobiles ; les fosses de laves, dûment délimitées et garnies de barrières ; la protection des yeux par les conserves, etc... sont les principaux moyens préventifs à conseiller à ces ouvriers.

L'hygiène réclame que les *aciéries* soient toujours annexées aux hauts-fourneaux pour éviter aux ouvriers le transport et le travail de fusion.

Aux couteliers, elle recommande de mouiller constamment les meules, enfermées, du reste, dans une boîte dûment ventilée. Pour éviter les hernies et les déformations thoraciques, ces artisans devront éviter de coucher la poitrine sur leur travail. Les mêmes recommandations s'appliquent aux ouvriers qui sont employés dans les fabriques d'armes à feu.

Dans un grand nombre d'industries métallurgiques, la condensation *in aquâ* et la combustion dans les foyers peuvent être utilisés comme moyens d'assainissement. La ventilation doit être assurée par le moyen du siphon automoteur de Watson et les ventila-

teurs à force centrifuge ou *per descensum :*
cette dernière méthode est applicable de préférence quand les gaz et vapeur sont très lourds
et l'atelier insuffisamment vaste.

La chaudronnerie expose les ouvriers à la
surdité par ébranlement cérébral, aux dangers
d'un travail musculaire exagéré (durillons
forcés, lumbago, ruptures musculaires, hyper-
trophie du cœur, etc.), aux déformations par
attitudes vicieuses, aux inconvénients des
poussières et à l'intoxication par le cuivre.
L'avenir industriel de cette profession est tout
entier dans l'emploi des machines, qu'il est
aisé de substituer à la main humaine, pour la
plupart des opérations requises.

L'industrie du *zinc* amène une sorte d'empoisonnement des centres nerveux par les
vapeurs de ce métal, avec tremblements, douleurs en ceinture, ataxie locomotrice, paralysie
intestinale, etc. Il faut préférer, à la méthode
liégeoise de la Vieille-Montagne, les moufles
en terre de Silésie, et mieux encore la méthode anglaise. Pour l'industrie du blanc de
zinc, c'est le procédé de Leclaire qui est le
plus exempt d'inconvénients.

La fabrication de la *potasse* est aujourd'hui

assez perfectionnée, pour que les parcelles de cet alcali caustique exercent difficilement leur action sur les poumons et l'estomac des artisans. Il en est de même pour l'industrie, assez salubre, du borax.

La fabrication de la *soude*, par décomposition du sel marin, expose les ouvriers aux dangers des vapeurs d'acide chlorhydrique (ophtalmies, caries dentaires, bronchites, etc.). On évite, en partie, ces dangers, en suivant le conseil donné par M. de Freycinet: condensation des gaz au moyen de grandes surfaces humides...

L'industrie des *chromates* produit un accident caractéristique, décrit par Hillairet : la perforation des fosses nasales. Les parcelles chromiques peuvent provoquer, d'ailleurs, sur la peau et sur les muqueuses, des éruptions et des ulcérations spéciales. Les accidents s'évitent par une ventilation énergique et par l'emploi des machines. Il est recommandé aux ouvriers de priser du tabac; de fixer, au devant de leur bouche, une éponge mouillée ; de porter des pantalons très serrés, en haut comme en bas, par une ceinture et des jarretières, etc., etc... Des *lavabos*, renfermant du carbonate de soude en solution, devront être constamment tenus à la disposition des ouvriers en chromates, et surtout en bichromates.

Les autres industries de métaux sont signalées dans les chapitres divers de cet ouvrage. Une fois pour toutes, nous renvoyons à la *table alphabétique*, qui le termine, ceux de nos lecteurs désireux de trouver un renseignement d'hygiène concernant une profession ou une industrie. On comprend que, pour conserver le ton vulgarisateur de la causerie familière, il nous a été impossible d'adopter, ici, un plan didactique et scientifique, mortel à l'intérêt d'un sujet qui est, par lui-même, suffisamment ardu déjà.

CHAPITRE XIII

LES PROFESSIONS A POUSSIÈRES — INDUSTRIES DU BATIMENT.

Les professions à poussières tiennent une place importante parmi les conditions qui prédisposent à la phtisie. Préparée, en général, chez l'artisan, par les causes débilitantes de tous ordres, la mauvaise alimentation, l'alcoolisme, la privation d'air et de soleil, les refroidissements et le mépris de l'hygiène, — la phtisie professionnelle s'attaque, préférablement de beaucoup, aux industries qui donnent naissance à des poussières animales : brossiers, tapissiers, coupeurs d'étoffes. Après les poussières animales, les poussières minérales et métalliques aiguës sont les plus dangereuses : les aiguiseurs d'aiguilles et de limes, les tourneurs et scieurs de nacre, les rémouleurs, carriers, ardoisiers, verriers, horlogers, etc..., fournissent au grand minotaure pathologique de nombreuses victimes. Un empointeur d'aiguilles, nous dit la statistique, succombe toujours à la phtisie en dix ans : l'humanité exigerait donc que l'on rendît obligatoire, dans cette intéressante industrie, l'emploi de la machine de Graf, qui supprime la meule et conséquemment les poussières. Bien moins souvent que les débris aigus et irritants du grès, du marbre et de la meulière, les poussières lourdes et sans aspérités de l'albâtre, du gypse, des superphosphates et de l'industrie céramique en général, causent également la phtisie professionnelle.

L'aiguisage et le polissage par voie humide devraient, d'ailleurs, être exigés partout. Le remplacement des meules par les cylindres, en minoterie, a économisé des milliers de vies humaines. Les meuniers, boulangers, amidonniers, qui respirent des poussières végétales, sont bien moins sujets à la phtisie que les professions précédentes : il en est de même des relieurs, gantiers, imprimeurs, forgerons, tisserands, dont la mortalité par maladies pulmonaires dépasse, toutefois, notablement la moyenne générale de la classe proléta- rienne.

L'industrie des fours à chaux a été répartie dans la deuxième classe des industries insa- lubres, et le travail des enfants y a été interdit, par suite des émanations de gaz acide carbo- nique, des poussières calcaires et des buées empyreumatiques, échappées des fours. Les carriers se préservent maintenant des refroi- dissements et du rhumatisme par la flanelle et les vêtements de rechange, dont ils sont tous munis; d'autre part, des lunettes et masques préservateurs grillés les abritent contre les irritations de la gorge et du nez, les kératites et autres ophtalmies. Ces intéres- sants artisans, ainsi que les tailleurs et cas- seurs de pierres, sont encore sujets, toutefois, aux durillons, aux panaris, aux déviations du tronc par des attitudes vicieuses inséparables de leur genre de labeur.

La brique, utilisée de temps immémorial par tous les peuples pour les constructions, n'est plus guère fabriquée, comme autrefois, par des *marcheurs*, qui pétrissaient la pâte avec leurs pieds et contractaient, dans ce travail, le rhumatisme articulaire et les ténosites des orteils, lorsqu'ils n'étaient pas brûlés cruellement par la chaux. Les mouleurs de briques sont encore sujets aux inflammations tendineuses du poignet, aux varices, résultat fatal de la station debout, et à des éruptions diverses provenant de l'irritation mécanique de la peau. Quant aux *cuiseurs*, ils souffrent de la chaleur et de la fumée et contractent des ophtalmies graves, s'ils n'ont soin de se protéger à l'aide de lunettes bien conditionnées.

Les *couvreurs* ont un métier tout différent, mais non moins pénible. Exposés aux affections thoraciques, aux insolations, ophtalmies et à toutes les maladies que l'on gagne au grand air, ils présentent, comme stigmate professionnel caractéristique, l'*hygroma* du genou, ou inflammation chronique de la bourse séreuse normalement placée au devant de la rotule. Le travail dans la position agenouillée en est la cause.

Les couvreurs ont, plus que tous les autres artisans, le devoir d'être extrêmement sobres, afin de conserver toute leur présence d'esprit, en face des dangers de chutes qu'ils coudoient à chaque instant. Nous voudrions aussi voir le *filet*, que la préfecture de police considère comme indispensable aux acrobates des Folies-Bergère, également exigible pour ces braves ouvriers, trop souvent victimes de fractures, luxations, etc...

L'hygiène des démolisseurs, des terrassiers va maintenant nous occuper.

Les progrès de l'hygiène urbaine et la nécessité de faire pénétrer partout l'air et la lumière (dans les grandes villes, le soleil est, hygiéniquement, ce que disait Pline, *remediorum maximum*) entraînent des opérations de voirie qui précèdent forcément l'assainissement et les constructions nouvelles. On n'opère pas, sans susciter pour la santé publique certains dangers, d'importants mouvements de terrain. Ordinairement, du reste, les démolitions portent sur d'anciennes demeures, dont les poussières peuvent être nuisibles; et les fouilles s'opèrent sur des terrains maintenus longtemps immobiles : inutile d'insister sur ces mauvaises conditions.

Le conseil d'hygiène de la Seine s'est, avec raison, préoccupé des mesures à commander dans l'exécution des travaux. Il a prescrit, d'abord, pour les travaux de démolition, l'abatage au marteau à l'intérieur, afin d'éviter toute dispersion de poussières. Avant de démolir les maisons, on assainira leurs locaux ; on videra et on asséchera les fosses, où l'on fera brûler, ainsi que dans les caves et puisards, de l'acide sulfureux. Pareilles fumigations seront prescrites pour les appartements réputés contaminés, et notamment pour les logements occupés par les sages-femmes.

C'est sur le rapport de M. H. Bunel que l'on a inséré, dans les cahiers des charges des entrepreneurs et des acquéreurs de terrains expropriés, les mesures préventives dictées par l'hygiène publique et la police sanitaire.

Avant toute démolition, une commission spéciale visitera, dans ce but, les immeubles expropriés et rappellera aux adjudicataires les ordonnances de police du 20 juillet 1838 et du 25 juin 1862, remarquablement explicites.

Dans l'exécution des travaux de terrassement pour le nivellement du sol (substructions, fouilles pour égouts), la commission pourra, d'après le rapport, exiger l'arrosement des terres et tranchées par des liquides désinfectants et des agents chimiques capables de neutraliser les miasmes nuisibles. Les infiltrations fécales des fosses perdues sont très fréquentes, dans notre vieux Paris, et peuvent donner naissance à des explosions soudaines de fièvre typhoïde, cette grande endémie parisienne toujours suspendue sur nos têtes! D'ailleurs, le seul remuement de terrains est capable de créer des foyers accidentels de fièvre intermittente. Il ne faut pas oublier que Paris est construit, pour une grande partie, sur un sol marécageux, où sommeille toujours, en puissance, le miasme palustre remisé, qui n'attend que le moment psychologique de son réveil morbide.

'Toutes les fois qu'on a fait subir au sol parisien des mouvements importants, la fièvre intermittente, qui fut si néfaste pour nos prédécesseurs, il y a deux ou trois siècles, principalement pendant la saison d'automne (voir *les registres statistiques de Colbert*), la fièvre intermittente, disons-nous, a fait de nouveau sentir ses sévices. De 1811 à 1820, par exemple, une grave épidémie sévit sur le Temple, la Villette et Pantin, à l'occasion du percement du canal Saint-Martin; sous Louis-Philippe elle réapparaît, avec la construction de l'enceinte fortifiée et l'installation des bornes-fontaines. La *haussmannisation*, enfin, créa, vers la fin du dernier Empire, de nouvelles manifestations telluriques, notamment dans le quartier Malesherbes; en 1867, plusieurs cas graves sont également signalés dans le quartier Saint-Victor, le quartier du Luxembourg et celui du Champ-de-Mars. Il est probable qu'un grand nombre de localisations morbides nerveuses, et surtout de névralgies (si communes *in aere pariensi*) n'ont point d'autre origine que l'intoxication par les miasmes telluriques, réveillés soudainement dans les incessants travaux du sol.

L'hygiène des ouvriers employés aux grands travaux urbains se résume en deux préceptes capitaux : éviter les boissons alcooliques (boire de préférence du café chaud) et prendre de grands soins de propreté; c'est ainsi qu'il est soigneusement recommandé aux ouvriers de quitter leurs vêtements de travail pendant leurs repas, d'user largement de bains, de lavages et de frictions, et de porter de la flanelle. Il nous semble qu'on pourrait également allumer, sur les terrains fraîchement remués, de grands feux flambants, principalement le matin et le soir, dans le but de chasser le brouillard toxique qui émane de la terre, et qui nous est renvoyé ensuite, par l'atmosphère, sous forme de fièvres. Enfin, une nourriture de bonne qualité et, après chaque repas, un ou deux verres à madère de vin de quinquina, sont indispensables au terrassier parisien soucieux de conserver sa santé.

Pendant les travaux de démolition, il faudra tenir la main à ce que les maisons voisines soient protégées contre les poussières par des barrières en planches jointes, placées à la hauteur du quatrième étage, sur la ligne mitoyenne séparative de la maison à démolir et de l'immeuble non exproprié. Les poussières, en effet, sont très nuisibles à la santé publique : elles irritent les poumons, enflamment les bronches et s'incrustent dans les voies respiratoires, qu'elles sont susceptibles d'attaquer gravement. Elles répandent, en outre, dans l'atmosphère, divers micro-organismes infectieux, auxquels elles servent de véhicules, leur ajoutant, pour ainsi dire, des ailes...

Il existe, enfin, une question inhérente en partie à celle des grands travaux : nous voulons parler des *odeurs de Paris*, dues à l'évaporation des miasmes organiques délétères renfermés, à l'état latent, dans les entrailles du vieux sol parisien. Les tranchées faites dans les rues et tous les terrains remués répandent dans notre atmosphère, déjà si impure, des émanations incommodes et insalubres... La population de Paris compte, avec raison, sur l'intelligence et le dévouement de ses édiles, pour remédier à ces périls imminents : il faut surtout verser à flots, dans le sol, les solutions antiseptiques les plus capables de neutraliser l'infection (chlorure de zinc, sublimé corrosif, acide phénique, térébenthine, etc.), conformément aux exigences et aux progrès de l'hygiène des cités, l'un des plus beaux fleurons de la science contemporaine.

Quelques mots sur l'hygiène des *égoutiers* et des *vidangeurs*. Ils sont exposés à l'asphyxie par les gaz méphitiques, sulfurés et ammoniacaux, dégagés des matières organiques en décomposition. Ils ont aussi à redouter les terribles effets des mélanges détonants produits par les fuites du gaz d'éclairage. Ils sont sujets à l'anémie, aux vertiges, aux conjonctivites et angines, à l'embarras gastrique, aux rhumatismes. Ces artisans doivent être bardés de laine et de flanelle, porter des bottes soigneusement imperméabilisées ; répandre à profusion le peroxyde de fer, le charbon et le chlorure de chaux, agents neutralisateurs des gaz délétères. Dans les cas présumés dangereux, il serait indispensable de munir les vidangeurs (de même que les fossoyeurs et cureurs de puits) de réservoirs d'air pur, comme en portent les scaphandres. L'État ne doit-il pas à chacun, selon le beau rêve de Montesquieu, « un genre de vie qui ne soit pas contraire à la santé ? [1] » Cherchons, au moins, autant que faire se peut, à éviter à de braves ouvriers, des accidents trop souvent mortels ! Mais, *nos canimus surdis...*

L'hygiène professionnelle des *paveurs* est sensiblement analogue à celle des terrassiers, sauf que le travail accompli par ces artisans est plus fatigant encore : la physiologie nous apprend, en effet, que le comble de la dépense musculaire consiste dans le mouvement alternatif d'élévation et d'abaissement d'une *demoiselle* à la hauteur de 50 centimètres au-dessus du sol.

Quelques mots enfin sur les *ouvriers sculp-*

1. *Esprit des Lois*, L. XXIII, chap. XXIX.

teurs, qui jouent un rôle si important dans la décoration des habitations modernes. Les sculpteurs possèdent un stigmate professionnel qui trahit constamment leur identité : le renversement de la première phalange du pouce, dû à l'action du modelage. Ils présentent, en outre, une induration palmaire, plus ou moins marquée, produite par le maniement habituel du marteau et du ciseau. Ce maniement peut entraîner les durillons forcés et les ténosites crépitantes, pittoresquement désignées sous l'onomatopée d'aï.

CHAPITRE XIV

INDUSTRIES DES TISSUS ET DU VÊTEMENT.

Le plus réel inconvénient des filatures et des industries de tissage réside dans les poussières de diverse nature, qui pénètrent sans cesse dans les yeux, la gorge, les bronches, la peau des ouvriers, et déterminent ainsi une foule de misères professionnelles. Toutefois, à mesure que la mécanique se perfectionne et surtout que s'améliore la bonne ventilation des ateliers, les inconvénients inhérents aux poussières s'atténuent sensiblement. Si l'on songe aux épouvantables conditions de santé où se trouvaient, il y a un siècle, les tisserands, dont Ramazzini nous a lugubrement décrit les états morbides, il faut bénir la mémoire de notre Jacquart, dont l'invention de génie a arraché des millions de nos semblables à la phtisie et à la mort, et diminué certainement la fatigue et les déformations professionnelles des tisseurs dans une notable proportion.

Dans les fabriques de cotonnades, les poussières se développent surtout pendant les opérations du battage et de la carderie : les cotons de l'Inde sont, au dire des médecins anglais, les plus suspects de recéler la *spinnis's phtisis* ou phtisie cotonneuse. Il est certain que l'industrie du coton, qui occupe en France près d'un million d'ouvriers (dont 150,000 enfants), est, de toutes les industries textiles, celle qui fournit le plus fort tribut à la morbidité et à la mortalité par affections respiratoires. Toux quinteuse, asthme, [coryza, laryngites, bronchites chroniques, etc. : voilà les maladies qui déciment les filateurs.

Chacun connaît les grands dangers du rouissage du chanvre, cette opération insalubre et incommode par excellence, qui souille les eaux potables dans les campagnes et provoque ainsi des épidémies de fièvre, par les émanations putrides qu'entraîne la macération prolongée (trois mois au moins) du végétal textile. Ces opérations sont, d'ailleurs, sévèrement réglementées aujourd'hui par les conseils d'hygiène, qui encouragent avec raison le rouissage manufacturier ou industriel, beaucoup moins dangereux. Les fileurs de chanvre sont sujets aussi à diverses inflammations de la bouche, par suite de la détestable habitude qu'ils ont de mouiller sans cesse leurs fils avec leur salive.

C'est également une industrie très insalubre que celle du lin. Non seulement les filateurs sont exposés aux horribles plaies par les peignes des machines (l'ingénieuse invention de Philippe de Girard), mais ils sont constamment plongés dans une atmosphère chaude et humide des plus intenses, qui trouble la perspiration cutanée et met entrave au jeu régulier de la respiration; les brins aigus des étoupes irritent leurs poumons; enfin ces artisans sont sujets à un eczéma spécial, récemment étudié par le Dr H. Leloir.

Dans les filatures de soie, l'air est corrompu et malsain au suprême degré. Les poussières qui s'échappent des cocons ont, en effet, comme le dit Ramazzini, « je ne sais quoi de nuisible, mais une acrimonie corrosive, très ennemie des poumons. » La science moderne pourrait (mieux qu'au temps du grand hygiéniste italien) remédier à ces insalubrités par le moyen des antiseptiques. On pourrait aussi, par leur secours, enrayer ces graves éruptions gangreneuses des mains, que les dévideuses nomment *mal de vers* ou *mal de bassine*.

Les apprêts et le blanchiment des tissus exigent l'intervention de caustiques variés et de substances toxiques, funestes également aux poumons et à la peau. C'est ainsi que, dans les fabriques de draps, le lavage et l'emploi de l'arsenic déterminent des éruptions eczémateuses graves chez les ouvriers. Pour le blanchiment des laines, l'acide sulfureux employé est extrêmement irritant. A ce propos, il est piquant de remarquer que les foulons de l'ancienne Rome eurent déjà recours à la combustion du soufre pour blanchir les lainages. Ce procédé remplaçait celui, nauséabond et insalubre, stigmatisé par Martial dans l'une de ses épigrammes, — le procédé par l'urine putréfiée, en faveur duquel l'empereur Vespasien avait imaginé l'innovation qui rendit son nom immortel, dans notre langue, du moins. Chose bizarre, l'urine putréfiée est encore très usitée, chez nous, pour le blanchiment des laines. On conçoit alors combien s'imposent, dans les ateliers, la ventilation et l'emploi des cheminées d'appel, qui pallient les inconvénients de ces désagréables vapeurs. L'emploi des masques et respirateurs, ouatés ou autres, et la plus exquise propreté, sont ici de mise.

On doit, du reste, recommander aux ouvriers en tissus, comme à tous les artisans en général, les plus grands soins de leur peau et de leurs vêtements, et leur persuader que les poussières ont, sur le tégument externe, une action offensive qu'il est possible d'éviter en fuyant la malpropreté. Quant à l'insalubrité et à l'encombrement des ateliers, dont l'atmosphère sera toujours forcément viciée par le travail, l'hygiéniste n'y trouve de remède efficace que dans la limitation des heures de labeur. Les ouvriers textiles sont, d'ailleurs, contraints à des dépenses musculaires énormes, à des efforts continus, à des attitudes anti-physiologiques prolongées des membres, qui entraînent, chez eux, des courbatures et des affections rhumatoïdes variées.

De plus, les manufactures abusent du travail des enfants, dont la réglementation est encore loin d'avoir dit son dernier mot, ainsi que le demanderaient l'hygiène et l'humanité : « Ce sont, comme l'a si bien dit Adolphe Blanqui, des officines barbares, où la jeunesse se flétrit dans sa fleur et paie de son sang les progrès de l'industrie. » — « C'est, ajoute Villermé, dans les grands centres de fabrication des tissus de coton et de laine, que la mortalité est la plus forte, et que les enfants deviennent le moins souvent des hommes faits. » Il est bien certain que la scrofule et la phtisie (ces deux aboutissants de toutes les détériorations physiques dont l'être humain puisse devenir le théâtre), ne reconnaissent, le plus souvent, d'autre cause que le surmenage dans un milieu respiratoire insalubre et vicié.

Passons maintenant à l'hygiène des tailleurs et des couturières. Les manœuvres de l'aiguille amènent, dans les doigts de ces ouvriers, l'ankylose et les contractures, surtout quand la diathèse rhumatismale, commune chez l'ouvrière des villes, vient favoriser l'initiation de ces lésions. Peu à peu, dans les doigts repliés et immobiles, les tendons se rétractent, s'épaississent et contractent des adhérences. Notre savant confrère le Dr Gélineau, qui a étudié ces affections professionnelles, conseille aux tailleurs le massage des doigts, leur extension, pendant la nuit, sur une planchette, et leurs mouvements régulièrement entretenus par les travaux de ménage ou de jardin.

Sous l'ancien régime, le peuple distinguait, par ses rires, dans les processions si pittoresques des corporations, la corporation des tailleurs, célèbre pour ses difformités physiques. La voussure de la poitrine, les déformations des jambes atrophiées et cagneuses, la claudication qu'entraînait le croisement perpétuel des jambes dans le labeur infernal des arrière-boutiques de notre vieux Paris : telles étaient les anomalies physiques des tailleurs, dont on retrouve encore un écho affaibli dans les images de Gavarni et des caricaturistes de 1830. La machine à coudre vint, vers 1855, révolutionner cette antique profession, mais non sans apporter, avec elle, le tribut de maux que nous payons pour chaque progrès du minotaure industriel.

Chez les femmes, prédisposées à l'anémie, à l'hystérie et aux débilités de tout ordre, la machine à coudre cause en elles des névralgies vives, qui débutent par les extrémités : ces névralgies peuvent devenir ascendantes et causer, dans la moëlle épinière, les graves lésions de l'ataxie locomotrice. Plus fréquemment encore, la trépidation lombaire et le frottement incessant des cuisses l'une contre l'autre, provoquent l'excitation génitale, — une sorte d'orgasme vénérien artificiel, qui est, par sa répétition, des plus préjudiciables à la santé féminine. Dans ces conditions, l'hygiène commande le repos absolu, les toniques et la cessation du travail à la machine. Elle demande surtout au génie industriel d'atténuer ces dangers, en adaptant à la couseuse mécanique un moteur à vapeur ou électrique, ou tout au moins un accumulateur de force, qui permette à l'ouvrière de cesser, de temps à autre, sans ralentir son travail, cette perpétuelle agitation, cet ébranlement si nuisible des membres inférieurs.

Un mot, pour terminer, sur l'hygiène des dentellières. La sédentarité les expose à la phtisie et à la scrofule, comme la plupart des ouvrières des villes. Mais la confection des appplications dites *de Bruxelles* exige l'emploi de la céruse et mène les malheureuses au saturnisme, si elles n'ont soin d'opérer strictement, en appareil clos, leurs opérations de *stiquage*.

CHAPITRE XV

MATELASSIERS, BROSSIERS, CHAPELIERS, CHIFFONNIERS, ETC...

L'industrie matelassière est des plus insalubres. Au siècle dernier déjà, l'illustre Ramazzini, que nous regardons comme le père de l'hygiène professionnelle, insistait sur les dangers qu'offre aux artisans cette poussière infecte qui s'échappe de la laine et du crin, durant les opérations du cardage : une toux violente, accompagnée d'étouffements et d'anxiété respiratoire, de fréquents soulèvements d'estomac, des éruptions furonculeuses, des ophtalmies graves, etc., résultent ainsi de la profession de matelassier. « J'ai connu, dit Ramazzini, beaucoup de juifs (dans certaines villes d'Italie, ils avaient monopolisé l'industrie du cardage) réduits à un état de *marasme incurable* par ce métier insalubre et dangereux ». Morgagni et notre Fourcroy insistèrent, bientôt après, sur les dangers de cette industrie, non seulement pour l'hygiène individuelle et professionnelle, mais encore pour l'hygiène publique et la police sanitaire. Fourcroy conseillait aux matelassiers de carder dans des milieux très aérés, le dos au vent, pour éloigner d'eux les poussières, et il enjoignait à ces artisans de fermer la bouche et d'éviter de parler pendant les opérations du cardage.

Il nous faut pourtant arriver jusqu'à la fin de 1884, pour voir signaler les dangers attachés à l'épuration de la literie, au point de vue de la propagation des maladies contagieuses par les matelas contaminés. La commission, nommée à cette époque par le conseil d'hygiène, vient de rendre, tout dernièrement, son rapport. Les matelas peuvent devenir volontiers les réceptacles des germes de la variole, de la rougeole, de la scarlatine, de la diphtérie, etc. Mais ce sont surtout le choléra et la fièvre typhoïde qu'ils ont chance de répandre, à cause des déjections liquides dont ils sont, peu à peu, pénétrés, et qui s'incorporent, à la longue, par une dessiccation lente, à la laine et au crin qui les composent.

Il existe à Paris une vingtaine d'établissements où sont épurés, battus et cardés, les matelas qui en ont besoin. Cette industrie opère sans précaution aucune. Souvent même l'épuration de la laine, c'est-à-dire son exposition à la vapeur, est absolument insuffisante pour la destruction des germes morbides, qui résistent à une température au-dessous de 100 degrés. Certains industriels cardent même la laine avant de l'épurer, sous prétexte que le cardage se fait mieux ! Prétexte erroné, d'ailleurs.

Au point de vue du transport des matelas à l'atelier d'épuration, le Conseil d'hygiène demande que le matelas soit revêtu d'une toile à bâche, hermétiquement close : cette toile, ainsi que la voiture servant au transport, seront désinfectées à chaque voyage. Tout matelas suspect sera éventré, sa toile plongée de suite dans la lessive bouillante ; la laine, préalablement soumise à la vapeur, et humide encore, sera exposée à l'action de l'acide sulfureux produit par la combustion du soufre.

Alors, le matelas pourra être cardé, sans crainte que l'atmosphère vienne à véhiculer dans Paris des poussières nuisibles. Toutefois, pour plus de sûreté, les poussières seront dirigées sur un foyer ardent, ou accumulées dans une chambre close pour être brûlées ensuite.

Enfin, il importait d'insister pour faire cesser la promiscuité qui règne, dans les ateliers, entre les objets de literie épurés et ceux qui attendent encore leur épuration. Toutes les prescriptions du Conseil d'hygiène s'appliquent, d'ailleurs, aux oreillers, traversins, lits de plume, etc. L'industrie matelassière passe donc immédiatement de la troisième à la deuxième classe des établissements insalubres. Elle sera soumise à de fréquentes et rigoureuses inspections. Les ateliers auront deux locaux, absolument séparés, l'un pour la literie neuve, l'autre pour la literie suspecte. La création d'étuves publiques de désinfection, où chacun pourra faire procéder gratuitement à l'épuration de sa literie, réalisera un grand progrès d'hygiène publique et sera un véritable bienfait pour la population parisienne. Elle fera effectivement cesser les dangers du cardage à la main, qui se pratique, journellement encore, dans les cours, courettes, allées, impasses, et jusque dans la rue, pour la réfection de matelas souvent suspects et contaminés.

Les *brossiers* et *criniers* sont aussi sans cesse exposés aux émanations putrides et aux poussières : des masques leur sont indispensables pour les dangereuses opérations de l'ébarbage. Sur 100 brossiers, 49 sont phtisiques ou candidats à la phtisie.

La fabrication des *chapeaux de feutre* fait naitre des poussières organiques, par le raclage et le battage des peaux ; des vapeurs acides, mercurielles et arsenicales, par les opérations du *sécrétage*. Les vapeurs s'évitent par l'emploi de l'ammoniaque dans les ateliers bien ventilés, où le travail des enfants est, d'ailleurs, rigoureusement interdit. Les Conseils d'hygiène prescrivent en outre, en vue de la prophylaxie des ophtalmies, stomatites, bronchite chronique, etc., de pratiquer à la vapeur le coupage, le battage et l'arçonnage ; et de faire le sécretage avec d'autres substances que le sel mercuriel.

La fabrication des *chapeaux de soie* exige

pour confectionner la carcasse en toile gommée (dite *galette*) le maniement incessant d'un vernis spécial, dont les émanations méthylo-térébenthinées sont capables de causer des accidents cérébraux ou vertigineux. Il est prescrit, pour ces causes, dans cette industrie, d'aérer énergiquement les ateliers et de diriger, dans des cheminées d'appel, les buées et vapeurs pernicieuses.

Une industrie (qui a souffert, il est vrai, des derniers arrêtés préfectoraux concernant les ordures ménagères) nous paraît appelée surtout à bénéficier amplement des récentes conquêtes de l'hygiène : nous voulons parler de l'industrie du chiffonnage. Plus de 500,000 individus des deux sexes vivent, en France, de cette profession, nous affirme le *Journal des Economistes*. Elle comprend, comme chacun sait, non seulement la manutention des vieux tissus et l'effilochage des chiffons de laine, mais encore la collection des verres cassés, ferrailles, peaux de lapins, vieux papiers, vieilles graisses, vieux os, etc. Les « chevaliers du crochet » ont, de tout temps, fourni un grave tribut aux épidémies régnantes : on se souvient de l'intensité avec laquelle le dernier choléra parisien a sévi dans la rue Sainte-Marguerite. Le chiffonnier est souvent en proie à la diarrhée, au rhumatisme, à la gale. Les trieuses de chiffons sont gravement atteintes par les miasmes morbides de toute nature, et l'on conçoit aisément comment leurs dépôts, entassés dans un misérable logement, peuvent devenir parfois le foyer des plus épouvantables malheurs.

Pour remédier à ces périls, M. Émile Cacheux a proposé, avec beaucoup de raison, la création, à Paris, d'une *Villa des Chiffonniers*, sorte de halle, soumise à une ventilation permanente, où chaque artisan pourrait déposer ses chiffons, à l'intérieur d'une loge fermée, sans risquer d'introduire dans son domicile la vermine, l'infection et la mort. Ce sont les chiffons blancs, surtout, qu'il importe, hygiéniquement, de désinfecter, car ils sont les plus dangereux : ne proviennent-ils pas des chemises, draps, linge de corps, directement en contact avec la peau humaine, c'est-à-dire avec les miasmes et virus? Qui pourrait supputer tous les cas de varioles, de fièvres typhoïdes et de choléras, transmis de cette manière?... Le travail des enfants est, depuis quelque temps, interdit, pour le déchiquetage des chiffons et leur traitement par les vapeurs corrosives : il y aurait matière à interdiction, pensons-nous, également pour le triage.

Le dernier congrès d'hygiène de Vienne a, d'ailleurs, adopté, à l'unanimité, les propositions suivantes, qui ne soulevèrent aucune discussion :

1° La désinfection des linges et vieux vêtements souillés par des matières contagieuses doit être déclarée obligatoire;

2° Les chiffons et rebuts des matériaux de pansement dans les hôpitaux doivent être détruits;

3° Les balles de chiffons ne pourront circuler qu'à la condition d'être comprimées et cerclées sur une enveloppe en toile solide désinfectée;

4° En temps d'épidémie, l'exportation des chiffons doit être interdite dans les pays foyers d'infection;

5° On interdira l'importation des chiffons provenant des pays qui ne mettent pas ces mesures en pratique.

Pour donner une idée de l'industrie chiffonnière à Paris, voici quelques chiffres empruntés à un récent rapport de M. de Luynes : chaque année, on ramasse dans la capitale près de 450 millions de kilog. de chiffons représentant une valeur de plus de 26 millions de francs. 80 à 100,000 personnes vivent de ce commerce des déchets universels, et peuvent, hygiéniquement parlant, s'intituler *chiffonniers*; qu'ils soient ramasseurs, placiers, coureurs, brocanteurs et fripiers, ou simplement « chevaliers du crochet », le résultat, on le conçoit, est le même, au point de vue général de la salubrité...

Viry a décrit les déchirures des doigts qui surviennent, en Algérie, chez les ouvriers en *crin végétal*. Ces petites plaies sont dues au petit écartement qui existent entre les dents du tambour et la main de l'ouvrier. On y remédiera par l'emploi d'une pince spéciale et surtout en empêchant les oscillations du tambour. L'hygiène réclame aussi une sérieuse diminution dans le temps excessif consacré à ces labeurs maudits...

Les ouvriers *papetiers* sont exposés aux poussières et surtout aux vapeurs irritantes du chlore, usité pour les opérations de blanchiment. De plus, les accidents de machines et les explosions de lessiveuses rotatives ne sont point absolument rares dans les papeteries, que l'on a pu ranger à bon droit dans la troisième classe des établissements, comme insalubres, incommodes et dangereux.

CHAPITRE XVI

INDUSTRIES DU VERRE. — CELLULOID. — EXPLOSIFS.

L'industrie du verre est, à coup sûr, l'une des industries les plus insalubres, quoique le travail des enfants y soit admis, à titre condi tionnel, il est vrai. Les ouvriers y sont exposés constamment à la chaleur excessive des creusets et à la lumière éblouissante des fours. De là, sueurs très abondantes et soif vive. « Les sueurs, dit le professeur Poincaré (de Nancy), épuisent et anémisent les ouvriers. L'ingestion de grandes quantités de boissons trouble leur digestion et les mène à l'alcoolisme. » La ventilation, nécessitée par l'excessive chaleur, amène des refroidissements, fluxions de poitrine, pleurésies, rhumatismes, etc. La lumière excessive irrite les yeux, cause la cataracte et les maladies les plus graves du *fond de l'œil*, celles qui finissent habituellement par une cécité irrémédiable.

Les verriers sont, de plus, exposés aux brûlures, aux dégagements de vapeurs toxiques de plomb et d'arsenic, aux poussières de verre, de silice, de charbon, ainsi qu'aux poussières plombiques et arsenicales, qui causent fréquemment chez eux la phtisie caséeuse, les coliques de plomb, les éruptions de la peau, etc... Quant au soufflage du verre, il détermine l'emphysème, les maladies du cœur ; il transmet assez souvent aux lèvres de l'ouvrier les accidents contagieux de la syphilis. Ce qu'il y a de plus grave, dans la fabrication verrière, c'est qu'elle ne chôme jamais : les fours allumés doivent chauffer toujours, et le travail marche continu, sans trêve. C'est l'enfer industriel que cette industrie du verre. Quant à l'industrie des glaces, elle expose, en outre, aux graves dangers de l'empoisonnement par le mercure. Il serait à souhaiter que l'argenture fût substituée, partout, dans cette profession si insalubre, à l'étamage par l'amalgame de mercure et d'étain : *venienti occurrite morbo !*

Les ouvriers verriers ne doivent pas quitter

leurs masques respirateurs; mouiller fréquemment les meules qui polissent le cristal; employer, pour le soufflage, l'embout du Dr Chassagny; éviter les courants d'air; porter des vêtements de laine légers et exactement serrés, qu'ils réserveront pour leur travail seul. Ils auront fréquemment recours aux lotions alcalines des mains et de la figure, et se présenteront, au moindre accident, à la visite médicale.

La fabrication du *celluloïd* (à raison de ses vapeurs nuisibles et de ses dangers d'incendie), a été mise dans la première classe; ses ateliers de façonnage sont dans la deuxième, ses dépôts et magasins, dans la troisième. Ces classifications se firent en 1881, à la suite de l'explosion survenue dans l'importante usine de Stains. Le celluloïd, découvert, dès 1869, par l'Américain Hyatt, est un produit complexe formé de pyroxyline, de camphre et d'alcool; ce produit, laminé, comprimé et étuvé lentement, constitue une matière dure, élastique, transparente et susceptible de revêtir le plus beau poli. Par l'addition de diverses poudres colorées, on lui donne, tour à tour, l'aspect du corail, de l'écaille, de l'ébène, de l'ambre, de l'ivoire, de la malachite, de la turquoise, etc.

Le celluloïd se ramollit par la chaleur et s'enflamme rapidement au contact d'un corps incandescent, en donnant une flamme fuligineuse et une désagréable odeur camphrée.

Cette substance si curieuse, que l'on travaille comme le bois, l'ivoire et l'écaille, se tourne, se scie, se moule, se polit, et se trouve ainsi susceptible d'une infinité d'applications industrielles. Elle sert à fabriquer des billes de billard, des manches de couteaux et de parapluies, des peignes, des bijoux, des lorgnons, des appareils de prothèse (nez artificiels), des bandages herniaires, des mètres, des cols et manchettes (*linge américain* se nettoyant instantanément), des cuirs artificiels pour la maroquinerie; des clichés d'imprimerie, pierres lithographiques; enfin d'innombrables objets de tabletterie, articles de Paris, panneaux décoratifs, statuettes, etc.

M. du Souich, qui avait été déjà chargé, en 1880, de rédiger les prescriptions de l'arrêté « autorisant le sieur de Besancèle à établir à Épinay une fabrique de matières plastiques *au moyen de l'action des acides nitrique et sulfurique sur la cellulose* » (pyroxyline), M. du Souich vient de faire adopter, définitivement par notre conseil de salubrité de la Seine, les nouvelles conditions à prescrire dorénavant, pour les dépôts et magasins de celluloïd. On devra établir les emmagasinements dans des locaux isolés, à parois incombustibles; chauffer très légèrement ces magasins, par l'air chaud ou la vapeur (et non par des foyers) et répartir le celluloïd par petites masses, à l'abri de tout contact avec les conduites chaudes; interdire dans les locaux tout liquide inflammable, tout emploi de feu, de tabac, d'allumettes, d'huiles minérales d'éclairage. Le conseil recommande l'éclairage *extérieur* des magasins, ou leur éclairage électrique intérieur, par des lampes à incandescence.

Avec ces précautions, les dangers d'incendie sont (on le voit) très convenablement atténués. Les magasins devront, du reste, contenir un approvisionnement suffisant de sable et d'eau, pour éteindre les incendies de l'intérieur ou du voisinage, également redoutables et dont la propagation est facile.

Le danger d'incendie n'est pas le seul inconvénient inhérent à la fabrication du celluloïd. La pyroxyline est, en effet, préparée à l'aide du papier à cigarettes (cellulose végétale), que

l'on traite par l'acide nitrique et l'acide sulfurique concentré. Aussi, les ouvriers sont constamment exposés aux brûlures par les acides;
ils respirent, dans les ateliers de préparation,
un air chargé de vapeurs nitreuses, qui déterminent chez eux une toux violente, avec accès
de suffocation, suivis parfois de crachements
de sang et de congestion pulmonaire intense.

Pour parer à ces dangers industriels, l'hygiène conseille l'emploi d'appareils mécaniques
pour le mélange, l'agitation, le pilage et le laminage du celluloïd. Les ouvriers devront se
munir habituellement de gants de cuir. Chaque
cuve sera surmontée d'une hotte ventilatrice,
qui balaiera au loin toutes les vapeurs irritantes.

Enfin, il est à souhaiter que le travail des
enfants reste interdit dans cette industrie, insalubre au premier chef. La loi ne dit rien à cet
égard : signalons, en passant, cette lacune à
combler.

Le regretté Delpech a décrit les graves
accidents cérébraux produits par le *sulfure de
carbone* sur les ouvriers qui le manient habituellement (dégraisseurs, vulcanisateurs de
caoutchouc). Ces accidents, qui résultent d'une
véritable imprégnation chronique, s'atténuent

singulièrement par la ventilation énergique et l'usage habituel des appareils clos, tels que celui de M. Deschamps. Le sulfure de carbone s'élimine assez aisément, d'ailleurs, de l'économie pour que des congés intermittents, accordés aux ouvriers de cette industrie, suffisent le plus souvent (avec l'aide d'une hygiène rationnelle) à leur éviter l'intoxication et le gâtisme paralytique qui la termine.

La facilité d'ignition des vapeurs sulfo-carbonées rend absolument nécessaire, dans les ateliers, pour éviter les incendies, la prohibition de toute lumière artificielle. On ne devrait autoriser que le travail en plein air et en plein jour, sous des hangars : on remplirait ainsi les conditions absolues de la prophylaxie. Quant aux accidents d'explosion, ils n'auraient presque jamais raison de se produire, si l'on suivait exactement les précautions magistralement indiquées par Bunel : isolement des ateliers, construits en fer et couverts en ardoises ; plantations d'arbres aux alentours ; vitres remplacées par des papiers opaques, conservation de la substance explosible, jusqu'à son emploi, dans les baquets plein d'eau, etc.

La fabrication des amorces fulminantes,

industrie incommode, insalubre et dangereuse, a déjà fait l'objet d'un grand nombre de prescriptions et décrets. On sait que les amorces pour pistolets d'enfants ont vu leur vente interdite dans tout le ressort de la préfecture de police, depuis la fameuse catastrophe, survenue rue Béranger, le 14 mai 1878. M. L. Faucher a relaté divers cas d'empoisonnement mercuriel, causés par les gaz délétères de tirs, dont l'atmosphère est viciée par la déflagration des cartouches au fulminate de mercure. Ce sont principalement les cartouches Flobert et Bosquette qui doivent être incriminées. Ces accidents d'empoisonnement sont, d'ailleurs, fort rares, il faut bien le dire, et disparaîtront complètement, si l'administration impose aux directeurs de tir une ventilation artificielle énergique et leur interdit d'une façon absolue, lorque le tir est entièrement clos, de coucher dans leur établissement ou dans des chambres y contiguës. Quant aux tirs scolaires, il n'y a aucune crainte sérieuse à exprimer : la quantité de fulminate est trop minime dans les capsules des enfants, et le tir s'effectue, d'ailleurs, presque toujours en plein air, ou dans des locaux très aérés. Le travail des enfants est, du reste, interdit, comme chacun sait, dans les fabriques de fulminates, depuis 1874, et l'industrie en question se trouve répartie dans la première classe des établissements réputés dangereux, c'est-à-dire dans les industries devant être absolument éloignées des habitations. ,

Depuis la mémorable catastrophe de la rue Béranger, la vente des amorces fulminantes pour pistolets d'enfants a été interdite, et l'hygiène industrielle n'aurait pas eu beaucoup d'explosions à déplorer, si l'invention des engins nouveaux de destruction, telles que la mélinite, la roburite, etc... n'avait produit, sur quelques imprudentes victimes, et principalement dans le milieu militaire, divers accidents, heureusement individuels.

CHAPITRE XVII

TANNEURS ET MÉGISSIERS.

Au début d'une excellente étude d'hygiène sur les tanneurs, M. Guignard s'exprime ainsi :

« L'ouvrier est la première force d'une industrie, quelle qu'elle soit. Il faut ménager cette force. C'est pourquoi la santé de l'ouvrier doit être l'objet constant des préoccupations des maîtres de fabriques. » Ces phrases si vraies, auxquelles l'intérêt (à défaut d'autres considérations) commande à chacun de s'associer, ne s'appliquent point seulement à l'industrie des peaux.

Après quelques mots sur le danger des incendies et la physionomie générale des ouvriers tanneurs, notre confrère fait remarquer que les travaux de tanneries se font généralement dans des espaces libres, ouverts au grand air et dans le voisinage des eaux courantes. Ces conditions sont précieuses pour empêcher l'anémie, si fréquente dans la classe ouvrière ; en même temps, les émanations constantes du *tan* viennent tonifier incessamment l'organisme du tanneur. En revanche, les effluves miasmatiques, redoutables surtout dans les saisons extrêmes ; la rudesse du labeur des tanneries, et principalement l'alcoolisme, cette plaie inévitable, assombrissent la situation professionnelle du tanneur, au point de vue de l'hygiène.

A l'alcoolisme, il faut opposer l'instruction, et développer l'espérance d'une vie aisée que le travail et l'économie amènent généralement (nous voudrions, hélas ! pouvoir dire *toujours*). Les sociétés d'assurances mutuelles, les bibliothèques municipales, les cours publics, les caisses d'épargne, ne constituent, d'ailleurs, que de faibles palliatifs, dans notre société moderne, à la malheureuse situation sociale de la classe ouvrière en général [1].

____

1. Voir Dʳ E. Monin : *L'Alcoolisme.*

La *pustule maligne*, est, pour ainsi dire, le type professionnel de la pathologie du tanneur et du mégissier. L'ouvrier se l'inocule en travaillant la peau, la laine, etc., des animaux morts surmenés ou ayant succombé au *charbon* ou au *sang de rate*. Cette affection est surtout fréquente en Bourgogne et en Franche-Comté. On l'observe surtout à la face, où la peau est fine et souvent écorchée. Son meilleur traitement est la cautérisation au fer rouge ou au sublimé corrosif.

La main des tanneurs est souvent, en outre, le siège de panaris, d'abcès, d'érysipèle, etc. Aussi faut-il recommander à ces ouvriers la plus grande propreté ; si leur peau est le siège d'une solution de continuité quelconque, ils la recouvriront, pour travailler, d'une enveloppe imperméable. Les tanneurs sont en outre sujets à une affection spéciale, très douloureuse, de la pulpe des doigts ; ils ont donné à cette affection le nom pittoresque de *rossignol*, probablement à cause des cris qu'elle leur arrache. Le rossignol est peu grave, d'ailleurs, et guérit par le repos seul. Enfin les tanneurs sont sujets à des ecchymoses, à des rougeurs, à des éruptions et à des ulcérations diverses aux doigts. Ils peuvent s'affranchir dé tous ces accidents en portant des gants huilés.

Les varices et les ulcères des jambes sont causés, chez le tanneur, par le travail debout; les hernies, par les efforts violents qu'exige la profession; les rhumatismes, par le surmenage, par le séjour permanent dans une atmosphère humide et surtout par le travail de rivière et les lavages à grande eau. Ces diverses maladies recevront les soins médicochirurgicaux qu'elles comportent. Quant à la phtisie pulmonaire, ce fléau de l'industrie qui décime souvent les travailleurs les plus intelligents, elle semble conférer à la profession qui nous occupe, un certain degré d'immunité, due probablement aux émanations tanniques, et aussi au recrutement, généralement robuste, des tanneurs et des mégissiers.

En revanche, leur profession est sujette à la bronchite, à l'asthme, à la congestion pulmonaire, aux pleurésies et surtout à la pneumonie, *vulgo* fluxion de poitrine. Cette maladie est causée surtout par les refroidissements, et elle est singulièrement aggravée par les excès alcooliques. Le typhus et la fièvre typhoïde épargnent ordinairement les tanneries, établissements ouverts et bien aérés ; mais des cuirs verts, accumulés dans des espaces restreints, peuvent concentrer les miasmes et devenir un foyer d'épidémie. C'est ce qui s'est passé en 1874, à bord du paquebot poste *la Gironde*, à son retour du Brésil ; l'enquête, faite par le professeur Jacoud, prouva que les typhiques avaient plus directement subi l'influence des cuirs ; et l'épidémie cessa après la fermeture de la cale, abondamment arrosée d'acide phénique. Quant au choléra, il est également moins redoutable chez les tanneurs, excepté dans les grandes villes. Faut-il attribuer au tan cette immunité relative, ou bien à l'isolement des tanneries et à leur armée de miasmes atténuants, qui les défendrait contre le choléra, par une sorte de vaccination paradoxale? On ne saurait le dire, mais le fait semble acquis à la science...

Plus, assurément, que les tanneurs, les *boyaudiers* sont exposés aux dangers de la fermentation putride, et aux inconvénients de l'humidité. Ils devront user largement, pour leurs opérations, de la liqueur de Labarraque, du sulfate de zinc en solution, etc... afin d'assurer l'antisepsie possible dans leur dégoûtante industrie. Vêtus d'une longue houppelande en toile cirée, les boyaudiers ne devront jamais se servir de la bouche pour insuffler les boyaux, alors surtout qu'une soufflerie mécanique est exempte de dangers.

La *mégisserie* est une profession des plus pénibles, qui expose à un certain nombre d'affections professionnelles. La chaux excorie, le tannage durcit et colore la peau du mégissier. L'alternative de ces deux opérations et la manœuvre du couteau produisent sur lui des épaississements dermiques et des durillons. Le travail au chevalet lui incurve la colonne vertébrale. La station prolongée lui amène des varices, des ulcères variqueux, des varicocèles; les efforts et la pression du chevalet sur l'abdomen lui causent des hernies ; l'humidité, les changements de température, les poussières, lui produisent des rhumatismes, des fluxions de poitrine et des bronchites ; le contact des dépouilles animales l'expose à l'inoculation du terrible virus charbonneux...

On voit donc que la mégisserie est une profession dangereuse : nulle part les risques des travailleurs ne peuvent mériter davantage la sollicitude des hygiénistes.

10.

Les patrons doivent être assujettis aux prescriptions suivantes : Imperméabilisation du sol et des murs des ateliers ; écoulement souterrain des eaux d'égoûts ; lavages fréquents des murs et magasins au chlorure de chaux, etc... Il ne faudra conserver les cuirs verts que 24 heures en été, et 48 heures en hiver, et les mettre immédiatement dans l'eau de chaux. L'atelier sera convenablement aéré, éclairé, chauffé. La mise des peaux dans les *cuves à confit* se fera en un local clos, pourvu d'une cheminée d'appel.

Le Dr Choquet a tracé ainsi, en résumé, l'hygiène de l'ouvrier mégissier :

L'ouvrier mégissier portera un suspensoir et une ceinture de flanelle ; s'il a des varices, il portera des bas élastiques ; s'il a une hernie, il la contiendra par un bandage. Si l'une de ses bourses séreuses (durillons) des mains ou des genoux vient à s'enflammer, il arrêtera son travail et recourra aux cataplasmes et à l'onguent napolitain belladoné. Contre les gerçures des mains, il emploiera l'huile, le goudron, ou la glycérine. Il évitera le contact dangereux de la chaux ou de l'arsenic (orpiment) en portant des vêtements bien serrés aux jointures, et en lavant fréquemment ses vêtements ainsi que son visage et ses mains.

L'alcoolisme est un des plus cruels ennemis de l'ouvrier, et du mégissier particulièrement. Pour combattre la soif que les émanations âcres de la mégisserie provoquent chez lui, le travailleur aura recours à une boisson composée de café étendu d'eau.

Il est difficile de prévenir l'intoxication charbonneuse. Les mégissiers se garderont bien d'ajouter confiance aux remèdes empiriques conseillés par le vulgaire contre la pustule maligne. Rien ne vaut la *cautérisation thermocaustique*. Quant à la *vaccination charbonneuse*, nous n'enlèverons pas au Dr Choquet ses croyances « *pastorales* » : mais nous ne pensons pas avec lui, que ce mode de prévention sorte jamais du domaine du rêve biologique pour devenir une réalité d'hygiène. Il serait plus profitable pour la santé publique d'assurer la sévère exécution du *règlement qui détruit les animaux charbonneux*, et de donner à ce règlement une sanction *internationale* (pour les cuirs secs qui nous arrivent de l'étranger, et qui sont susceptibles d'inoculer les affections charbonneuses).

CHAPITRE XVIII

CHEMINS DE FER. — TÉLÉGRAPHIE.
— PHOTOGRAPHIE.

Depuis la création des chemins de fer, on a signalé les dangers du transport, dans les wagons, d'animaux atteints d'affections contagieuses et reconnu la nécessité absolue de désinfecter les wagons de bestiaux. C'est un de nos confrères, le Dr Paul Redard, médecin en chef des chemins de fer de l'État, qui a, croyons-nous, proposé le meilleur mode de désinfection pour les wagons, c'est-à-dire le plus efficace pour enrayer la propagation des épizooties.

De nombreux et tristes exemples ont établi la transmission de la fièvre aphteuse, du typhus, de la peste bovine, de la morve, du charbon, de la clavelée et des autres maladies contagieuses du bétail, par des wagons infectés à la suite du transport d'animaux malades. Depuis longtemps, l'administration prussienne avait reconnu (1860) que les wagons non désinfectés devenaient de véritables pépinières épizootiques; et, pour mettre à couvert sa responsabilité, elle avait prescrit avec raison le nettoyage par l'eau chaude des locaux contaminés. Mais ce n'est que depuis quelques années seulement qu'un service régulier de désinfection *obligatoire* fonctionne normalement dans les pays civilisés. Si ces mesures d'hygiène avaient été prises auparavant, que de malheurs eussent pu être évités! L'épizootie de peste bovine, qui ravagea en 1872 près de la moitié des départements français, s'est transmise ainsi, par voie ferrée, sans difficulté aucune. Et combien d'autres !

Aujourd'hui, quel que soit l'état sanitaire, les wagons ayant servi au transport des animaux doivent être nettoyés et désinfectés, après chaque voyage, dans les vingt-quatre heures qui suivent le déchargement. Immédiatement après l'embarquement des animaux, il est collé sur chaque wagon ou box, l'étiquette suivante : « *Gare de... A désinfecter à l'arrivée.* » Après la désinfection, cette étiquette est remplacée par une autre, portant : « *Gare de... Désinfecté.* » L'opération consiste dans l'enlèvement des déjections, le lavage à grande eau suivi d'un balayage à fond ; après ces opérations, le plancher est ordinairement saupoudré de chlorure de chaux ou bien arrosé de chlorure de zinc en solution.

Dès 1877, l'Allemagne expérimentait, à la gare de Strasbourg, l'emploi d'un désinfectant physique des plus efficaces : *la vapeur d'eau surchauffée*, bien plus active que les solutions chimiques, phéniquées ou autres. Les expériences faites, en effet, pendant ces dernières années, sur la valeur comparée des diverses substances dites *antiseptiques* prouvent qu'il en faut des doses considérables pour enrayer le développement des organismes miasmatiques ou virulents nocifs, *de la matière vivante de la contagion*, pour user d'une expression chère au regretté H. Bouley : germes, spores, microbes, bactéries, etc. Ainsi, l'acide sulfureux est incapable de stériliser le virus du charbon. L'acide phénique n'agit contre les ferments que grâce à une concentration très grande et à un contact très prolongé. Le chlore lui-même, d'après les expériences de Renault (d'Alfort), laisse intacts le virus de la morve, les bactéries de la clavelée, les microbes du choléra des poules. En somme, les germes morbides résistent à la plupart des désinfectants chimiques. Nombre de ces désinfectants sont illusoires : le bi-iodure de mercure et le sublimé sont encore les plus efficaces de tous ; malheureusement, ils sont bien toxiques.

Les expériences de Pasteur et Colin ont démontré que tous les germes et tous les virus morbides sont détruits à une température de 110 degrés centigrades, et que la chaleur humide a, dans ce sens, une action beaucoup plus énergique que la chaleur sèche. Les microbes les plus résistants aux agents destructifs meurent, lorsqu'ils sont exposés quelques minutes à la vapeur d'eau surchauffée. C'est d'ailleurs le procédé que Fauvel et Leroy de Méricourt ont préconisé pour purifier les navires et provenances maritimes infectées par le choléra et la fièvre jaune. C'est l'étuve de vapeur qui sert à désinfecter la literie et les vêtements des hôpitaux. C'est la vapeur que l'on devrait employer partout, dans l'assainissement municipal, pour les halles et marchés, abattoirs, morgues, amphithéâtres, cimetières, égouts, voitures de malades, etc...

La vapeur est préférable à l'eau bouillante. Pour le cas particulier des chemins de fer, on n'a qu'à utiliser la vapeur de la locomotive, que l'on surchauffe à 110 degrés, en la faisant passer dans un serpentin en fer porté à une température élevée. Ce petit appareil, simple et peu coûteux, s'adapte à tous les types de locomotives et n'exige pas de maniement spécial. Les nombreuses expériences instituées par le Dr Redard, soit avec le professeur G. Colin (d'Alfort), soit publiquement en présence des ingénieurs des chemins de fer de l'État, prouvent que la désinfection par la vapeur à 110° est très efficace contre tous les agents de la contagion morbide, et qu'elle n'altère nullement le matériel. Notre confrère a donc eu raison de proposer la création de gares spéciales, chargées d'assurer le bon fonctionnement du service, de *centres de désinfection*, en un mot. (Ce système fonctionne déjà à la Compagnie de l'Est, et il simplifie singulière ment (on le conçoit) l'outillage et le personnel nécessaires).

Le procédé s'appliquera également, avec avantage, à la désinfection des wagons ayant servi au transport des blessés et malades militaires. Ces wagons ne sont que trop souvent les véhicules des maladies : l'année terrible nous en a fourni la triste démonstration. En temps d'épidémies de choléra ou autres, la désinfection par la vapeur coupera court également à bien des mesures vexatoires et ridicules autant que peu efficaces.

Les employés de chemins de fer ont aussi leur pathologie professionnelle. Les chauffeurs sont sujets à l'anthracosis pulmonaire, aux affections par *chaud et froid*, et aux maladies qui dérivent de la station debout et de la trépidation continue (varices, varicocèles, affections de la moëlle épinière). Il est rare qu'un mécanicien de chemin de fer puisse dépasser vingt années de service... Nous ne parlons point des brûlures des yeux et des paupières, ni de la surdité qui succède aux traumatismes tympaniques par le sifflet.

Comme hygiène professionnelle, les mécaniciens de la voie ferrée protégeront leurs yeux avec des lunettes analogues à celles des tailleurs de pierres; et leurs oreilles avec de la ouate. Ils devront se tenir constamment au milieu du *paravent à œillères*, et non sur la plaque tremblottante qui joint la locomotive au tender. Enfin, comme tous les autres mécaniciens et chauffeurs, le mécanicien de chemins de fer devra s'astreindre aux soins les plus minutieux de propreté, porter une flanelle souvent renouvelée et éviter l'abus des boissons alcooliques, si funeste surtout dans une profession sur laquelle pèse une responsabilité terrible de tous les instants.

Disons également un mot de l'hygiène des *aéronautes*; quoique ce mode de locomotion nous paraisse devoir rester, longtemps encore, plongé dans les nuages de la théorie, il n'intéresse pas moins le progrès social, par des applications encore nombreuses et surtout par son utilité scientifique :

Les *aéronautes* ont à redouter les effets de la raréfaction brusque de l'air (hémorragies, rupture du tympan, refroidissements, etc.) Ils doivent toujours se munir d'un récipient rempli d'oxygène, afin de lutter contre ces dangers, qui ont causé la mort de tant d'explorateurs atmosphériques.

Parmi les professions et industries nouvelles que les derniers temps ont vu naitre et prospérer, citons l'*électricité* industrielle; elle a naturellement, elle aussi, ses inconvénients particuliers et son hygiène spéciale. Dernièrement, on a vu des fils, imparfaitement isolés et servant à transmettre la lumière électrique à arc, impressionner vivement, par leur contact, les ouvriers qui les maniaient : on a même eu à déplorer des cas de morts foudroyantes, lorsque ces fils sont très montés en tension. Les ophtalmies et « coups de soleil électriques » ont été également décrits. Dans certaines piles, enfin, il se produit des sels de plomb, qui sont susceptibles d'occasionner l'intoxication saturnine, ce qui nous explique pourquoi les télégraphistes sont parfois sujets à la colique de plomb : le Dr Fleury en rapportait, récemment, cinq observations à la Société de médecine de Saint-Étienne.

Les télégraphistes et téléphonistes sont, très fréquemment, atteints d'accidents nerveux, malaises cérébraux, vertiges, spasmes musculaires, évidemment causés par les irradiations magnéto-électriques répétées. Dans les bureaux téléphoniques, où l'on emploie des jeunes filles, le personnel est souvent énervé et sensibilisé par le maniement des appareils : certains sujets prédisposés perçoivent même douloureusement les communications et surtout le crépitement des lignes, appelé *friture* dans l'argot (récent également) des téléphonistes.

Une profession moderne qui compte aussi beaucoup d'adeptes, réguliers ou non, c'est la profession de *photographe*.

Les photographes manient des poisons violents, tels que le cyanure de potassium, le bichromate, etc. Ils doivent prendre garde aux gerçures de l'épiderme, qui peuvent servir de porte d'entrée aux intoxications les plus graves. Leur travail devra s'opérer dans des ateliers bien ventilés ; s'ils vivent dans un air saturé d'éther et d'aldéhydes, ils sont, naturellement, en proie aux vertiges, aux migraines, aux nausées, et à l'ébriété spéciale que causent ces vapeurs. Mais les nouveaux systèmes au gélatino-bromure d'argent, etc... suppriment l'emploi de l'éther et de l'alcool. Il faut donc les adopter de préférence aux anciennes méthodes.

Quant aux *crampes des photographes*, il en sera plus loin parlé, à propos de la *crampe des écrivains*. Elles ne présentent rien de particulier à étudier et résultent du surmenage professionnel des doigts chez des sujets nerveux et rhumatisants.

CHAPITRE XIX

MÉTIERS DE FEMMES : BLANCHISSEUSES, FLEURISTES, ARTICLE DE PARIS.

En s'occupant, avec un zèle des plus louables, de la loi sur les accidents professionnels, la Chambre des députés n'a eu garde d'oublier le travail des femmes, si digne de la sollicitude des pouvoirs publics, dans un pays à prétentions démocratiques et égalitaires comme est le nôtre. Dernièrement aussi, une pétition de femmes du monde aux directeurs des grands magasins protestait publiquement contre l'atteinte grave portée à la santé des employées par l'obligation inhumaine et dangereuse, à laquelle elles sont soumises, de rester debout toute la journée. Hélas! en dehors du vaillant personnel féminin qui travaille dans la *nou-*

veauté, combien de professions, moins bien
rétribuées et cependant plus insalubres, sont,
encore aujourd'hui, exercées par des femmes!
Que de progrès restent à réaliser, à cet égard,
pour l'hygiène et l'économie sociale du xx⁰ siècle! C'est ce que nous allons essayer de démontrer par quelques exemples.

La corporation si parisienne des *blanchisseuses* compte assurément, *intra* ou *extra
muros*, plus de 50,000 ouvrières, que la capitale recrute parmi les sujets féminins les plus
robustes. Les inconvénients de la profession
sont, en effet, assez nombreux pour nécessiter
une certaine résistance vitale. L'atmosphère,
habituellement humide, où se tiennent les
blanchisseuses, les expose aux accidents rhu-
matismaux aigus et chroniques, à l'albuminurie, aux lésions des voies respiratoires. Les
brusques alternatives de chaud et de froid
sont plus particulièrement causes des pneumonies, des pleurésies, des angines et des
bronchites. Les vapeurs irritantes de l'eau de
javelle engendrent, chez les blanchisseuses, le
coryza, le larmoiement, les ophtalmies, et,
lorsque la proportion de chlore dans l'air dépasse 1 p. 100, des crachements de sang par-

fois capables de faire le lit à la phtisie. D'autre
part, le contact permanent des mains avec les
lessives alcalines, ou même simplement avec
l'eau, ramollit, ride et macère l'épiderme, en-
gourdit la sensibilité tactile et détermine bientôt, aux membres supérieurs, des gerçures,
excoriations et crevasses, rebelles et très douloureuses, qui se transforment aisément en des
eczémas chroniques et interminables. Enfin,
la station debout amène, chez presque toutes,
des engorgements dans les veines des jambes,
des varices et ulcères variqueux; la position
agenouillée détermine, chez certaines, l'*hygroma* du genou, inflammation de la bourse
séreuse située au devant de la rotule; enfin,
l'usage habituel du battoir est la cause de callosités, durillons forcés, panaris, abcès, inflammation et rétraction des tendons, etc... Il
faut remarquer que, dans la plupart de ces
affections, qui résultent d'un traumatisme
local, l'élément rhumatismal, dû au milieu humide où le travail s'exerce, vient surajouter
ses funestes effets généraux à ces lésions particulières, qui proviennent du métier lui-même
et de sa dureté.

Nous conseillerons d'abord, aux blanchisseuses, de ne point employer les sels de soude ou de potasse, non plus que l'eau de javelle, en solutions trop concentrées : leurs mains, leurs bronches... et notre linge aussi, ne s'en porteront que mieux. Pour s'épargner les accidents et maladies qui résultent d'un contact liquide prolongé, elles devront faire pour elles ce que la nature a su réaliser si bien pour les animaux aquatiques : enduire leur peau d'un vernis gras isolant et fréquemment renouvelé, huile, saindoux ou suif. Les blanchisseuses devront, en outre, porter constamment de la flanelle et des vêtements bien chauds, des chaussures imperméables en caoutchouc et des tabliers protecteurs en toile cirée. Elles prendront garde de ne se point piquer à des échardes ou à des épingles ou aiguilles, oubliées dans le linge sale : des panaris et des phlegmons très graves résultent souvent de ces minimes accidents, — et une piqûre d'épingle se trouve ainsi devenir, selon le mot de Velpeau, une porte ouverte à la mort. Le linge sale est également fort dangereux au point de vue des émanations miasmatiques et contagieuses : il y a longtemps que l'on a attiré, pour la première fois, l'attention sur l'extrême morbidité qui frappe les blanchisseuses des hôpitaux, aux époques surtout des épidémies de variole, de choléra, de fièvre typhoïde, etc... Il faut que tout linge suspect soit longuement maintenu et rincé dans l'eau bouillante, ou mieux, préalablement désinfecté à l'étuve, par le moyen de la vapeur d'eau surchauffée sous pression, qui détruit le plus certainement tous germes morbides.

A diverses reprises, les conseils et comités d'hygiène se sont occupés des lavoirs publics, si indispensables à la santé et au bien-être des classes laborieuses. Le dernier rapport sur cette question est l'œuvre de M. Bunel : il fixe à 80 centimètres la place réservée à chaque laveuse, et à 15 mètres le cube d'air total par laveuse. Il organise, en outre, une ventilation efficace ; un sol cimenté, avec pentes convenables, afin d'assurer l'écoulement régulier et permanent des eaux à l'égout ; il prescrit, enfin, la peinture à l'huile et en ton clair, tous les trois ans, des murs, charpentes et bois apparents des lavoirs publics. On conçoit toute l'importance hygiénique qu'il y a à exécuter sévèrement ces prescriptions : la capitale renferme, en effet, plus de 700 lavoirs, dont l'active surveillance s'impose, au point de vue de la santé des laveuses, comme au point de vue de la salubrité publique.

L'industrie des *fleurs artificielles* occupe un grand nombre de femmes à Paris, et malheureusement dans de très mauvaises conditions hygiéniques. Assises, douze heures par jour, dans d'étroits ateliers; penchées, constamment, dans les attitudes professionnelles les plus vicieuses; exposées à de graves et continuels dangers d'empoisonnement : telle est, en deux mots, l'existence des anémiques et poitrinaires victimes de cette industrie si poétique. Dans un tableau, exposé à l'un de nos derniers Salons, un artiste regretté, M. Dupont Zipcy, a parfaitement rendu cette expression, à la fois souffreteuse et gaie, de la jeune fille employée au montage des fleurs artificielles. L'action de rouler, sans trêve, entre le pouce et l'index, la longue tige métallique où viennent, tour à tour, se fixer les diverses pièces du bouquet, ne tarde pas à aplatir en spatules les pulpes de ces deux pauvres doigts, qui se contracturent et se convulsent par un surmenage musculaire de tous les instants.

Mais ce n'est là qu'un stigmate professionnel

de faible importance, sauf peut-être pour le médecin légiste appelé à se prononcer dans une question d'identité. Le véritable péril, pour la fleuriste, réside dans les couleurs à bases de plomb, de cuivre, de mercure et d'arsenic, dont les particules toxiques sont susceptibles d'engendrer les plus graves accidents. Comme ce sont les parties vertes qui dominent toujours, et que le vert éclatant et inaltérable, dont se servent les fleuristes est un composé arsenical (vert de *Schweinfürt*), on s'explique pourquoi c'est l'arsenicisme qui est l'empoisonnement le plus fréquent chez les découpeuses et monteuses de fleurs artificielles. Le contact du poison ulcère les doigts, enflamme les paupières et irrite toutes les muqueuses, sans préjudice des accidents généraux à longue portée que déterminent ces poussières, inhalées ou dégluties quatorze heures par jour dans l'atmosphère confinée des ateliers. Il y a aussi une pratique très répandue, qui expose à la fois les ouvrières aux dangers du saturnisme par le minium et aux inconvénients résultant des poussières aiguës (phtisie des aiguiseurs, angines chroniques, etc.) : nous voulons parler du *diamantage* des feuilles et des fleurs, à l'aide de parcelles de cristal et d'acier qui imitent la rosée du matin.

Pour toutes ces causes, on comprendra que les fleuristes soient en proie à des douleurs d'estomac, à des troubles digestifs et à un profond appauvrissement du sang. Leur profession, éminemment insalubre, en accentuant encore la débilité native de l'habitante des villes, fait de nombreuses victimes parmi des jeunes filles que leur faiblesse constitutionnelle aurait dû pourtant tenir à l'écart d'un métier aussi aisément meurtrier. Pour atténuer tous ces dangers, il est recommandé aux fleuristes de revêtir, pendant leur travail, un bonnet et un masque respirateur ouaté; d'avoir toujours des robes montantes et des pantalons strictement fermés; d'observer une propreté minutieuse; de ne prendre aucun repas à l'atelier; de soigner toute écorchure et d'éviter les inoculations toxiques; de sortir fréquemment au grand air, sous prétexte de livrer la marchandise à mesure qu'elle est commandée, mais en réalité, pour des raisons impérieuses d'hygiène; de se frotter habituellement la peau avec la poudre de talc, etc., etc. De son côté, l'hygiène publique a le devoir étroit de remplacer, autant que faire se peut, les couleurs métalliques, si dangereuses, par les dérivés colorants de la houille qui sont, sinon innocents, du moins beaucoup moins toxiques. Malheureusement, le vert d'aniline se décolore trop vite au soleil : ce qui fait qu'après quelques essais, les industriels s'empressent forcément de revenir toujours au vert arsenical. En tout cas, la police sanitaire doit exiger que ce vert soit acheté broyé d'avance et mélangé à un vernis ou à un collodion spécial.

L'horlogerie et l'article dit *de Paris* emploient également beaucoup de femmes, parce qu'elles possèdent l'adresse manuelle exigible pour ces professions éminemment sédentaires. La bijouterie et l'horlogerie entraînent fréquemment, chez les ouvrières, des vertiges et des maux de tête qui, apparemment, font leur entrée dans l'organisme par les yeux : car l'usage habituel de la loupe et la fixation continue d'objets brillants fatiguent et affaiblissent bientôt les vues les meilleures, et diminuent insensiblement l'acuité visuelle. La position penchée en avant atrophie les membres inférieurs, déforme le bassin et rétrécit surtout le thorax. Le maniement constant de petits objets par les sertisseuses entraîne, chez ces ouvrières, un spasme des fléchisseurs des doigts, très analogues aux crampes professionnelles des écrivains, des pianistes, des télégraphistes. La bijouterie en faux expose aux dangers des vapeurs nitreuses, mercurielles et cyanuro-potassiques. Enfin, les brunisseuses; qui polissent l'or et l'argent, préalablement savonnés, en les frottant vivement à l'aide du brunissoir d'hématite ou d'agate, présentent, à la paume des mains, des callosités noirâtres caractéristiques et des bourrelets saillants, qui dérivent de la continuelle pression exercée sur les tissus par l'instrument de travail.

Dans la plupart de ces industries parisiennes exercées par les femmes, l'hygiène publique a beaucoup à faire pour améliorer le milieu si malsain du travail. Il est vrai que les chefs d'industrie qui se respectent évitent de maintenir toute une journée des malheureuses parquées dans un étroit espace, au milieu d'une atmosphère puante et viciée; mais, un point qui est resté encore très défectueux, c'est l'éclairage des ateliers. Or, « la fleur humaine est celle qui a le plus besoin de soleil, disait Goethe; et où le soleil n'entre pas, le médecin entre. » La luminosité solaire est surtout indispensable à la femme, qui organise ainsi la résistance à la chlorose, son implacable ennemie. C'est pourquoi nous nous rallierons de grand cœur à la proposition récente de notre savant confrère, le Dr Galezowski, qui demande (appuyé sur les nombreuses observations de sa vaste pratique) que l'État organise une active surveillance, en ce qui concerne l'éclairage des ateliers où des ouvriers s'adonnent à un travail minutieux. Il faudrait aussi, pense-t-il, faire subir aux jeunes apprentis un examen de la vue, afin de savoir si le travail auquel ils se destinent est compatible avec leur acuité visuelle. Que d'horlogers, de bijoutiers, de graveurs forcés de travailler avec des yeux myopes, dans des locaux insuffisamment éclairés, contractent, dès leur jeunesse, des affections choroïdiennes, et deviennent presque aveugles! Les oculistes ont fait, maintes fois, des remarques analogues, pour la broderie et la lingerie, chez les jeunes filles.

Ne serait-il pas souverainement équitable qu'à ces travailleurs et travailleuses, qui donnent souvent au delà de leurs facultés et ne gagnent pas toujours suivant leurs besoins, l'État fournit au moins le pain quotidien de l'hygiène, cette science paternelle par essence? Une société bien organisée, à ce point de vue, devrait, croyons-nous, constituer une sorte d'assurance mutuelle, fonctionnant sur les bases suivantes : à l'aide de tables de mortalité bien dressées, on saurait, approximativement, les chances de vitalité et de morbidité de chaque groupe professionnel. On en déduirait le salaire équitable qui lui revient de droit, ainsi que la somme de prophylaxie hygiénique dont il est justiciable. L'organisation rationnelle et vraiment scientifique du travail sera fondée sur l'hygiène ou ne se fondera jamais. L'hygiène est ou doit être l'âme même du corps social.

CHAPITRE XX

INDUSTRIES ALIMENTAIRES.

Les industries d'alimentation et les consommateurs, par ricochet, ont notoirement gagné au développement, dans notre pays, des saines notions de l'hygiène professionnelle. Le pétrissage mécanique à la vapeur a amélioré la profession de *boulanger* et celle de pâtissier, naguère si insalubres. Les *geindres* sont moins décimés aujourd'hui par l'anémie, la phtisie et la fluxion de poitrine; ils offrent, plus rarement les crampes musculaires, les varices, les hernies. Le perfectionnement des fours a rendu très rares l'asphyxie et les ophtalmies chez les enfourneurs. Diverses ordonnances de police prescrivent, d'ailleurs, aujourd'hui l'emploi des fours sans fumée, de l'eau pure et bien filtrée, et interdisent le chauffage des fours par les bois de démolition enduits de peinture à la *céruse*, etc., etc.

L'hygiène n'a guère de tendresse pour les *bouchers* et charcutiers, peut-être parce qu'ils succombent peu à la phtisie et aux maladies de misère. Ils ont plutôt trop de santé que pas assez : leur embonpoint proverbial et leur vigueur florissante les exposent même à la mort par congestions, affections du cœur, maladies arthritiques, etc..., qui résultent davantage, peut-être, de l'abus du régime carné que de la profession proprement dite. Cette dernière entraine le travail debout et de violents efforts musculaires : d'où varices, hémorroïdes, hernies, anévrismes, constipation, etc..., que facilite, au plus haut degré, le tempérament sanguin de ces artisans. L'hygiène publique s'occupe, depuis qu'elle est née, de la salubrité des boucheries, de même qu'elle veille sur les tripiers, boyaudiers, etc..., avec des soins minutieux, à Paris, du moins. L'instruction de 1835 a particulièrement rapport aux *charcutiers* : elle leur défend l'usage des ustensiles de cuivre et de plomb, ainsi que des poteries vernissées; elle prescrit les vases et ustensiles en fonte et en fer battu, les saloirs et pressoirs en pierre, en bois ou en grès. Elle interdit l'emploi, pour les salaisons, des sels de morue, de varech et de salpêtre; elle recommande, enfin, à ces intéressants industriels, les plus impérieuses mesures de constante propreté.

L'industrie de la *brasserie* a été l'objet de règlements officiels qui l'ont fait placer dans la troisième catégorie des établissements nuisibles et incommodes. Quant à la profession de brasseur (dont l'importance est, depuis le phylloxera, devenue beaucoup plus grande en notre pays), elle expose à des brûlures et à l'asphyxie par l'acide carbonique. En évitant les cuves et en n'entrant jamais dans les *germoirs* en activité, les ouvriers se mettront à l'abri de ces accidents. Les brasseurs sont, en outre, fréquemment atteints par la dyspepsie, l'obésité, l'albuminurie, le diabète, etc..., et meurent prématurément, par suite des excès de bière qu'ils commettent journellement. Ils doivent se mettre en garde contre les dangers caractéristiques de l'alcoolisme par la boisson qu'ils fabriquent [1]. Pour ces artisans, dix grammes de précautions préventives valent mieux qu'un kilogramme de traitement...

1. *L'Alcoolisme,* par le Dʳ MONIN, p. 217 et suiv.

CHAPITRE XXI

CUISINIERS.

La profession de cuisinier est une profession peu salubre, puisque le célèbre statisticien Lombard assigne au cuisinier une durée vitale moyenne de cinquante-quatre ans, alors que la vie moyenne générale est de cinquante-cinq ans (pour Genève, où observait Lombard).

Ceux que Brillat-Savarin, un peu prétentieusement, nommait « les ministres de l'empire de la Saveur », sont des artisans (disons des *artistes*, la cuisine étant un art, et essentiellement français), exposés à tous les dangers qui menacent les professions sédentaires. Les pièces destinées à la préparation des aliments sont souvent basses, enclavées, souterraines, humides et mal éclairées. C'est dans ce sombre

milieu que resplendit le feu éclatant des fourneaux ; le cuisinier y est sans cesse exposé à
leur chaleur rayonnante, ainsi qu'à l'insupportable température des fours.

Rien d'étonnant alors qu'il subisse un véritable empoisonnement lent, par les produits
de la combustion. La privation d'air et de
lumière, s'ajoutant aux effets toxiques des vapeurs de charbon et à la chaleur exagérée, ne
tardent pas à modifier profondément l'organisme
du cuisinier. Il devient pâle et anémique ; son
visage est bouffi ; de fréquents maux de tête ,
accompagnés de saignements de nez, indiquent
chez lui l'état congestif du cerveau, et ajoutent
encore à la faiblesse générale. L'appétit est
rapidement ruiné, et fait place à une soif
ardente et dangereuse, parce qu'elle mène
rapidement (si le sujet n'y prend garde), à une
sorte d'alcoolisme professionnel...

Les inconvénients attachés au côté sédentaire du métier, sont la fatigue des genoux et
des reins, aboutissant bientôt à des douleurs
rhumatoïdes chroniques ; en outre, le sang,
stagnant dans les veines inférieures du corps,
cause des hémorroïdes, des varices et des
ulcères variqueux. Enfin, le cuisinier est

exposé, dans sa vie laborieuse, à des brûlures, parfois graves et étendues, ainsi qu'à des piqûres par des fragments d'os, arêtes de poisson, etc., piqûres qui peuvent aboutir à des accidents très graves, du genre de ceux qu'entraînent, chez nous, les piqûres anatomiques.

Les cuisiniers sont, d'ailleurs, sujets à contracter des altérations eczémateuses de la peau des mains, à cause des substances irritantes qu'ils manient constamment. C'est ainsi que les épiciers et droguistes ont les doigts couverts de gerçures et d'éruptions fendillées, que l'on a pittoresquement baptisées du nom de « *gale des épiciers.* » La chaleur et les poussières de farine, etc., qui voltigent dans les cuisines, enflamment aussi le bord libre des paupières chez le cuisinier, qui a fréquemment les yeux chassieux et rouges. Les particules de poussière se logent également dans les voies respiratoires, et causent l'enrouement, l'essoufflement et l'asthme, auxquels les vieux cuisiniers sont bien souvent en proie [1].

1. Le célèbre gourmand Grimod de la Reynière comprenait à sa façon l'hygiène professionnelle du cuisinier :

« Pour avoir un vrai cuisinier, disait-il, il faut qu'il ait le goût bon ; or, vous ne devez point le laisser s'émous-

Il est facile de tirer de ce qui précède l'exposé des précautions logiques à prendre pour le cuisinier, et des remèdes que l'hygiène lui conseille pour pallier les inconvénients de sa profession.

La cuisine, à cause des produits de combustion qui s'y dégagent, devrait être la pièce la mieux aérée de l'habitation. Vaste, élevée, dallée avec soin, munie de bons éviers, elle doit être d'une propreté exquise, dans ses murs, son plancher, ses ustensiles et ses fourneaux. Les fourneaux doivent toujours avoir un bon tirage. Nous reviendrons tout à l'heure sur ce sujet, capital pour le cuisinier :

> Car la cuisine est un temple
> Dont les fourneaux sont l'autel,

comme le chante notre bon Désaugiers.

ser au contact de certains breuvages ; « le goût finit par « s'excorier et par devenir aussi insensible que la con- « science d'un juge » (Grimod était avocat). Il indique alors tout un traitement à suivre : on purge le cuisinier, on le dorlotte, on le soigne « pour faire une chère toujours égale » et ne pas s'exercer aux caprices et aux variations d'un goût dépravé et dévoyé. L'égoïste, mais judicieux, Grimod repoussait donc, avec raison, tout cuisinier adonné à l'intempérance.
(Voir : Dr E. MONIN. — *L'Hygiène de l'estomac*, ch. II — La cuisine et son rôle social.)

Le cuisinier suivra pour sa personne les plus minutieuses règles de propreté ; il se lavera très fréquemment la figure et les mains à l'eau fraîche, et se gargarisera avec l'eau vinaigrée ; il changera tous les jours son linge de corps, et recourra souvent aux bains et frictions. Il évitera de se tenir sans relâche debout devant ses fourneaux, toutes les fois qu'une assidue surveillance ne sera pas indispensable.

L'exercice est, pour le cuisinier, le condiment le plus sérieux d'une bonne santé. Il faut qu'il respire, au moins de temps à autre, un air frais, tout en évitant les brusques alternatives du chaud et du froid. En un mot, qu'il grave dans son esprit cette pensée qu'émettait, au siècle dernier, Ramazzini : « Tel air, tel sang, telle peau, telle santé. »

La cuisine au gaz a des inconvénients, sur lesquels le Dr Arnozan attirait récemment l'attention de ses collègues de la Société d'hygiène de Bordeaux.

Notre confrère a rapporté trois observations de cuisinières ayant éprouvé des accidents asphyxiques très sérieux, rapidement enrayés, du reste, par la respiration d'un air pur.

C'est que fréquemment, aux petits fourneaux portatifs à gaz, ne correspond aucune hotte pour recevoir les produits de la combustion et les dégager au dehors. Les maîtres de maison et les architectes doivent y veiller, sous peine de vicier profondément l'atmosphère des habitations, déjà suffisamment impure par elle-même[1].

D'autre part, on doit renouveler souvent le tube de caoutchouc servant à la prise du gaz : son tissu s'altère rapidement pour livrer passage, par des fissures, à ce produit irrespirable et dangereux. Les fuites s'opèrent surtout au niveau où la ficelle lie le tube sur l'embout de cuivre : la constriction y éraille le caoutchouc, peu résistant par nature.

Comme tout pays a sa flore, chaque profes-

1. Après une enquête récente faite sur les cuisines des restaurants, au nom de la commission des logements insalubres de Paris, MM. Napias et Hudelo ont conclu que les causes d'insalubrité qui se rencontrent dans la grande majorité des établissements de ce genre sont : « le défaut d'espace, le défaut de jour, le manque d'air, l'extrême chaleur, les mauvaises conditions d'écoulement des eaux de vaisselle et de cuisine ; et accidentellement la présence des puisards dans un certain nombre de cuisines dont le sous-sol est en contre-bas de l'égoût de la rue ; le défaut de séparation, dans certains cas, de la cuisine et du garde-manger. »

sion a aujourd'hui sa névrose. Celle des cuisiniers, ou plutôt des cuisinières, a été décrite,
il y a quelques années, par le Dr Berthier,
médecin de Bicêtre. Le caractère inabordable,
les boutades, les étrangetés et les inégalités
irritables de l'humeur, les caprices, les bizar-
reries, l'entêtement et l'orgueil excessif appar-
tiennent sûrement à la profession qui nous
occupe (sinon en propre, du moins d'une manière indiscutable). L'illustre et malheureux
Vatel n'est-il pas un exemple historique de ce
délire orgueilleux? L'irascibilité et l'insolence
des cuisinières, leur humeur changeante, leurs
aventures souvent grotesques indiquent aussi
réellement chez elles un état névropathique,
procédant parfois par accès.

Avec raison, le Dr Berthier rattachait cet
état à l'action combinée de la vie sédentaire,
de la chaleur des fourneaux, et des émanations
carboniques. Il y ajoute l'éloignement du pays
natal et le déclassement suscité par l'amour
du gain. Les troubles de la nutrition générale
et l'appauvrissement du sang excitent encore
l'action prédominante du système nerveux.
Le sang (nous l'avons souvent dit et répété)
est le meilleur des antispasmodiques, et peut

être le seul modérateur véritable des nerfs : les anémiques sont tous des névrosés.

Quelques mots, en terminant, sur l'hygiène particulière à l'ouvrier *confiseur*. Vernois a étudié, chez cet artisan, l'altération par carie des incisives, qui semble être son stigmate professionnel le plus apparent. Cette carie est causée par le fréquent contact des sirops très chauds portés aux dents [1] dans le but d'essayer leur densité et de s'assurer qu'ils *filent* bien. Les confiseurs sont, en outre, exposés aux inconvénients de la chaleur exagérée, ainsi qu'aux dangers des vapeurs de charbon. Ils sont très sujets aux maux de tête et aux ophtalmies.

Les *épiciers*, qui manient constamment des substances irritantes variables, sont sujets à deux affections professionnelles : la « gale des épiciers », sorte d'eczéma ou de lichen des mains; et l' « asthme des épiciers », variété de bronchite spasmodique, analogue à celles qui dérivent des professions à poussières, mais ordinairement plus aiguë et plus douloureuse.

[1] Voir Dr E. MONIN : *Hygiène de la beauté.*

CHAPITRE XXII

COIFFEURS ET PERRUQUIERS.

Les perruquiers formaient, sous l'ancien régime, l'une des plus importantes corporations. Ils avaient pour enseignes des bassins blancs afin de les distinguer des chirurgiens barbiers qui avaient seuls droit aux bassins jaunes. C'était, il y a cent ans, une profession bien insalubre que celle du perruquier : sans cesse plongé dans une atmosphère saturée de poussières d'amidon, il était rare, nous dit Pâtissier, qu'à quarante ou cinquante ans, cet artisan ne fût point la proie de l'asthme ou de la phtisie. Aujourd'hui que la poudre à poudrer a disparu avec les perruques du passé, de semblables inconvénients ne sont plus à craindre. Le coiffeur respire bien encore, de temps à autre, les ténus fragments de cheveux, que fait voler dans l'air l'action des ciseaux et de la brosse. Mais sa profession est certainement l'une des plus saines, si l'on consulte les tables récentes de la statistique sur la morbidité et la mortalité dans les divers métiers.

Les stigmates professionnels du coiffeur, propres, en médecine légale, à déceler son identité, consistent : dans l'inclinaison du corps et de la tête en avant (Legrand du Saulle); dans un gracieux sourire ! (Fodéré) et, surtout, dans la présence aux doigts de durillons, de callosités, résultant de la pression habituelle des ciseaux et des fers à papillotes. Vernois a également décrit l'amincissement épidermique de la pulpe des doigts, causé par l'action de lisser et de tresser la chevelure. Mais ce stigmate professionnel ne doit guère se rencontrer que chez le coiffeur ou la coiffeuse pour dames... Enfin, il est une infirmité, commune à tous les membres, quels qu'ils soient, de l'intéressante famille des artistes capillaires : de tout temps, les coiffeurs furent *bavards*. Plutarque rapporte que le roi Archélaüs répondit à un barbier de son temps lui demandant de quelle manière il voulait être rasé :

« Rase moi à *la muette !* » Le mot si parisien de *raseur* n'a-t-il pas une origine analogue ? Nous le croirions assez, malgré l'opinion contraire émise par Charles Toubin dans son curieux *Dictionnaire étymologique :* « Autrefois, dit-il, la plus violente des injures consistait à couper les moustaches d'un homme malgré lui.» De là, *raseur* aurait signifié *railleur*, et, par corruption, être *ennuyeux*...

Les coiffeurs proprement dits sont sujets aux coupures et aux brûlures des doigts. Ils sont, en outre, exposés à tous les inconvénients du travail debout : aussi présentent-ils fréquemment des varices et des ulcères variqueux. Quant aux posticheurs, ce sont des ouvriers assis et sédentaires, exposés aux hémorroïdes, aux lumbagos et aux déformations vertébrales qui naissent des attitudes vicieuses. L'hygiène du coiffeur doit consister, en général, dans une propreté exquise, l'exercice sous toutes ses formes ; la sobriété, les bains fréquents et les frictions sèches, pratiquées, matin et soir, sur tout le corps, à l'aide du gant de crin.

Quant à la pratique elle-même de l'art du coiffeur, elle doit s'exercer toujours avec la

plus extrême propreté. A ce propos, un hygiéniste suédois bien connu, le D^r Fr. Eklund, de
Stockholm, propose, dans un mémoire adressé
à notre Société française d'hygiène, de répartir en deux professions distinctes la profession
de coupeur de cheveux et celle de confection-
neur de perruques. Il paraît qu'à Stockholm,
les coiffeurs, ne pouvant vivre des faibles res-
sources que leur procure la taille des cheveux,
métier fort ingrat, s'efforcent, avant tout, de
confectionner le plus grand nombre possible
de perruques. Leur intérêt bien entendu est
donc d'appeler la calvitie sur la tête du plus
grand nombre possible de clients. Et ils y
arrivent, tout simplement en dédaignant les
préceptes de la propreté la plus élémentaire...
Jamais ils ne nettoient leurs peignes, ciseaux
et brosses; les germes les plus actifs de la
calvitie parasitaire s'accumulent ainsi dans
leur boutique. Dans la capitale, assez primi-
tive, de la Suède, le coiffeur se sert d'une sorte
de *carde*, composée de fils d'acier courbés,
pointus et perçants, attachés sur une lamelle
de liège : « Il est souverainement dégoûtant,
dit M. Eklund, de fixer ses regards sur les
masses crasseuses, amassées dans cet engin

par le cours des temps. Rien n'est mieux approprié pour défricher le sol du cuir chevelu, et
enfouir la semence de la calvitie dans un terrain rendu *meuble* par l'énergique friction de
la brosse. »

Notre confrère conclut (et il est loin d'avoir
tort) à la nécessité, pour l'apprenti coiffeur, de
savoir au moins qu'il existe des maladies contagieuses du cuir chevelu, et que la propreté,
voire même l'antisepsie, sont les indispensables
conditions de sa profession. La contagion des
teignes, en effet, est si facile, qu'il faut exiger
du coiffeur toutes les garanties de la plus minutieuse propreté.

On sait qu'à mesure que les autres teignes
(et la teigne faveuse particulièrement) deviennent plus rares, la pelade semble, au contraire,
augmenter de fréquence. Le mal se caractérise
par la chute plus ou moins complète des cheveux et des poils, chute qui laisse après elle
des plaques blanches, glabres et d'un aspect
lisse caractéristique.

L'origine de la pelade est encore, du reste,
absolument contestée : les uns croient à une
affection contagieuse, due à un parasite végétal ; les autres soutiennent la nature non para

sitaire de la pelade, simple trouble de nutrition du système piléux, dû à des altérations nerveuses encore mal définies. Il est certain que le mal s'attaque, de préférence, aux sujets nerveux, débilités, éprouvés par des émotions violentes : mais il est possible que ces conditions se bornent à préparer le terrain aux parasites de la teigne décalvante, auxquels l'organisme, affaibli dans sa nutrition intime, offrirait (comme cela a lieu pour la gale, la phtiriase, les vers, etc...) une moindre résistance à l'envahissement du champignon microscopique jadis baptisé « *Audouini Microsporon* ». Toutefois, ce champignon étant loin d'être constant et n'ayant pas sa description définie en histoire naturelle, il est fort compréhensible que la théorie nerveuse, c'est-à-dire *anti-contagionniste*, de la pelade, puisse se soutenir scientifiquement. D'ailleurs, si, à l'exemple de Joseph (de Berlin), on fait la section de la branche postérieure du deuxième nerf cervical, chez un chat, on voit l'atrophie, puis la chute complète des poils survenir du 5° au 19° jour après cette opération : expérience physiologique considérable.

Le Dr E. Besnier, de l'hôpital Saint-Louis,

qui possède, sur la question, une compétence des plus étendues, est partisan de la contagiosité de la pelade. Tout en reconnaissant que certaines formes peuvent être purement nerveuses, et partant non transmissibles, il propose, contre cette maladie, un certain nombre de mesures à recommander aux pouvoirs publics — parce qu'il est difficile, pour ne pas dire impossible, de distinguer les cas non contagieux des autres cas. Dans toutes les agglomérations et dans tous les établissements publics, il y a donc lieu de protéger les sujets sains contre les contacts médiats ou immédiats, avec les peladiques. Ceux-ci devront être, sans retard, régulièrement traités : leurs cheveux et barbes, taillés très courts, seront lavés à l'eau chaude, sans préjudice du traitement spécial, par les lotions excitantes, vésicatoires, teinture d'iode, turbith minéral, etc..., usité dans la maladie. Les parties malades seront constamment recouvertes : l'échange des coiffures, oreillers, traversins, lits de camp, linge, etc., sera formellement interdit. Les objets de toilette des peladiques seront strictement personnels et régulièrement désinfectés par des solutions antiseptiques appropriées.

Dans les asiles et écoles de la première enfance, l'exclusion et l'isolement effectif des peladiques seront prononcés ; dans les écoles primaires, les enfants malades seront d'abord traités ; isolés des autres enfants pendant les récréations et séparés d'eux pendant les classes, ils devront avoir la tête constamment recouverte d'une perruque ou d'un bonnet. Il en sera de même dans les internats, écoles supérieures, etc., où l'exclusion temporaire ne sera prononcée que pour les cas particulièrement intenses. Enfin, dans l'armée, l'isolement des malades, leur traitement rationnel, et une hygiène préventive sagement appliquée aux sujets sains, triompheront facilement de la pelade qui y est encore assez fréquente : témoin l'épidémie qui sévissait récemment dans le régiment parisien des sapeurs-pompiers. Les règlements militaires recommandent, du reste, aux perruquiers une propreté scrupuleuse ; ils doivent désinfecter, à l'aide de solutions phéniquées, les blaireaux et brosses, et les ciseaux et rasoirs par le flambage à la lampe à l'alcool.

Ce règlement, — qui n'existe peut-être que sur le papier, — devrait bien avoir force de loi, non seulement dans l'armée, mais dans la population civile, fréquemment victime de l'incurie et de la malpropreté des coiffeurs. La calvitie, qui devient si commune aujourd'hui, chez des sujets jeunes encore, reconnait assurément, parmi ses causes, cet ensemencement parasitaire, lent et insidieux, dont on n'a pas conscience, et qui s'opère dans l'officine des perruquiers négligents et encombrés.

Serait-ce trop d'exiger que de demander, pour chaque coiffeur, outre un local bien aéré, la présence d'une *étuve à désinfection par l'air chaud*, étuve dans laquelle devraient passer tous les ustensiles de la profession, au fur et à mesure qu'ils auraient été mis en usage ?

A Paris, les salons de coiffure sont assez confortables. L'hygiène y règne généralement et la propreté y est au moins apparente. Mais en province et dans l'armée, il n'est pas rare de voir de véritables épidémies de teignes ou de sycosis amenées, de temps à autre, par l'intermédiaire d'un barbier de village ou de régiment. On peut juger, par ces faits, de ce que devait être la contagion des teignes au moyen âge, alors qu'on ignorait la transmission des affections du cuir chevelu, alors que la saleté était une vertu théologale et le bain une indécence !

Les objets servant à la taille des cheveux et de la barbe, peignes, brosses, serviettes et peignoirs, doivent donc être nettoyés et désinfectés avec le plus grand soin ; le rasoir sera fréquemment flambé à la lampe à alcool. Enfin, les garçons coiffeurs, dans leur intérêt comme dans celui de leurs clients, devront laver leurs mains le plus souvent et le plus complètement possible. Il est permis d'espérer peut-être que, l'instruction aidant, il viendra un jour où le coiffeur saura dicter au public les règles d'hygiène préventive (et même celles d'un traitement rationnel) propres à la conservation et à l'embellissement de sa chevelure. Et pourquoi pas ? Le temps n'est pas bien éloigné où l'art dentaire était la proie de l'ignorance et de l'empirisme. Aujourd'hui, la profession de dentiste est peuplée d'hommes de savoir et de raison. L'orthopédie, l'oculistique (que dis-je ? la chirurgie tout entière), furent longtemps entre les mains des pires charlatans. Un jour peut luire où le coiffeur aura véritablement le droit de s'intituler *artiste spécialiste* pour le cuir chevelu. Ce jour-là, il sera devenu l'un des plus utiles serviteurs de l'hygiène, pour le grand avantage du public.

Hébra, de Vienne, déclarait que, si la calvitie est plus fréquente chez l'homme que chez la femme, c'est que la coupe des cheveux est bien plus fréquente chez l'homme. Eklund, de Stockholm, ajoute que, lorsque l'hérédité cause l'alopécie, c'est que les fils, ainsi qu'il a pu le remarquer, ont habituellement recours aux mêmes perruquiers que leurs pères. Dans la masse des règlements et prescriptions d'ordre hygiénique et administratif, relatives aux professions et industries, pas une ligne ne concerne la profession de coiffeur. Nous avons insisté ailleurs sur cette lacune; mais nous nous plaisons à y revenir, dans ce volume, parce qu'il faut se répéter fréquemment, pour arriver à triompher du *statu quo* et des idées routinières! N'est-il point désirable (selon le mot de Fr. Eklund), que le soleil de l'antisepsie verse sur les barbiers quelques-uns de ses rayons? Notre collègue demande que les savonniers confectionnent, pour la barbe, des savons capables de stériliser les germes morbides : il en existe, de nombreuses formules, au phénate de zinc, à l'acide borique, à l'acide salicylique, etc...; et les coiffeurs n'auraient qu'à les employer... Une ou deux douzaines de blaireaux de rechange; un certain nombre de peignes, brosses, ciseaux, cuirs à rasoirs, peignoirs, etc., dans chaque boutique, permettraient la désinfection, à l'étuve ou dans un liquide parasiticide convenable, de tous ces ustensiles professionnels, dont le *personnalisme* est, pour ainsi dire, l'A B C de la propreté et de l'hygiène de l'individu.

De temps à autre, les boutiques de coiffeurs pourraient être soumises à l'inspection d'un membre du Conseil d'hygiène et de salubrité, au même titre que d'autres professions qui intéressent bien moins, à coup sûr, la santé publique.

Nous féliciterons le Conseil d'hygiène de la Seine, lorsqu'il aura pris l'initiative d'une semblable inspection [1].

1. *Note concernant les parfumeurs.* — Les parfumeurs sont sujets à des maux de tête et à des troubles névropathiques dérivant, à coup sûr, des essences, éthers et aldéhydes qu'ils manient couramment. Les essences artificielles surtout semblent devoir être incriminées à cet égard. (Voir : Dr E. MONIN, *Hygiène de la beauté;* dernier chapitre.)

CHAPITRE XXIII

HYGIÈNE DES TYPOGRAPHES.

Les typographes font, pour ainsi dire, bande à part, dans la classe ouvrière de nos jours; ce sont des sujets intelligents et instruits pour la plupart, dont la profession est placée sur la frontière indécise qui sépare le travail manuel du travail cérébral proprement dit.

Michel Servet, Franklin, Pierre Didot, Perrin, Hachette, le docteur Peter, Richardson, le maréchal Brune, Rétif de la Bretonne, Béranger, P.-J. Proudhon, J. Michelet, Pierre Leroux (et bien d'autres que nous oublions), ont commencé par être typographes, pour s'élever, dans la suite, aux plus hautes situations sociales et intellectuelles.

L'ouvrier imprimeur est exposé à tous les

inconvénients et dangers que présente la vie sédentaire dans un air confiné. D'après le docteur Choquet (auquel nous devons une bonne monographie sur ce sujet), les signes d'identité professionnelle que présente le typographe sont : l'épaississement de la peau des phalanges digitales, émaillées de nombreux durillons, surtout à la pulpe et aux interstices articulaires (par suite du maniement constant des caractères, et de la ligature des paquets pour la mise en pages) ; la voussure du dos, produite par la flexion continue de la tête pendant le travail de la composition ; fréquemment enfin, du tremblement et des crampes dans la main droite.

La station debout prédispose le typographe aux varices et aux ulcères variqueux des jambes. La vue continuelle des caractères et l'application constante des yeux causent chez lui la fatigue visuelle, la diminution de l'acuité de la vision, et les spasmes de l'accommodation oculaire. Ces divers troubles des yeux sont encore exagérés par l'éclairage artificiel, nécessaire même le jour dans la plupart des ateliers des villes. Ces ateliers sont ordinairement très mal installés ; trop petits pour que le cubage de l'air suffise aux ouvriers qui y respirent, ils possèdent des fenêtres généralement ridicules; la ventilation y est donc fort défectueuse; les courants d'air ou la chaleur excessive, qui y règnent tour à tour, font de ces ateliers de vrais nids à rhumatismes et à fluxions de poitrine. Nous sommes persuadés, quant à nous, que la mauvaise installation des ateliers fait plus pour la morbidité des typographes que les dangers résultant de la profession elle-même.

Quels sont maintenant ces dangers professionnels? Ils résident surtout dans l'empoisonnement par le plomb ou intoxication saturnine, dont nous avons longuement déjà entretenu nos lecteurs. Les caractères d'imprimerie renferment, unies à l'antimoine, à l'étain et au cuivre, 67 parties de plomb; de plus, il y a souvent de la litharge dans l'encre d'imprimerie, et la litharge est, comme on sait, un sel de plomb des plus toxiques. Les muqueuses respiratoire et digestive absorbent plus ou moins les particules plombiques dont le typographe est entouré, lui causent des angines, des laryngo-bronchites avec crachats visqueux, des troubles digestifs marqués, une anémie profonde : puis, le plomb pénétrant dans le sang engendre la colique et les paralysies saturnines, et produit les accidents d'intoxication les plus graves.

Toutefois, il faut bien dire que le saturnisme est assez rare dans les ateliers typographiques; si le chat, ce familier de tous les ateliers, n'y a jamais vécu, comme on le prétend, il faut en chercher la cause ailleurs que dans l'intoxication plombique...

Il est temps de tracer les règles que doit suivre le typographe soucieux de sa santé, c'est-à-dire digne d'exercer cette profession, dénommée par Lamartine « la plus intellectuelle des professions manuelles. »

L'atelier sera suffisamment vaste, bien aéré, bien éclairé : c'est l'affaire des patrons, ainsi que celle du Conseil d'hygiène et de salubrité. En hiver, le local ne sera pas chauffé au delà de 15 degrés centigrades; en été, il sera fréquemment arrosé et ventilé. L'arrosage, le balayage et le nettoiement seront, d'ailleurs, combinés aussi fréquemment que possible, pendant la journée. Le typographe ne fera pas d'excès de travail; il ne veillera pas plus de trois nuits par semaine. Il lui sera expressément défendu de travailler à jeun et de manger dans l'atelier. Il devra être, individuellement, d'une propreté minutieuse ; à cet effet, seront installés dans l'atelier des lavabos, où l'ouvrier pourra se nettoyer fréquemment les mains et les ongles. En dehors de l'atelier, il prendra de l'exercice au grand air, évitera tous les excès, prendra toutes les semaines, alternativement, un bain alcalin et un bain sulfureux ; et, tous les quinze jours environ, une purgation saline légère.

Il est très dangereux de mettre dans sa bouche les caractères d'imprimerie, ainsi que de se livrer, avec des écorchures aux doigts, au travail de la composition. — Pendant le balayage de l'atelier ou le nettoyage des *casses*, le typographe, s'il ne peut sortir, garnira sa bouche et son nez d'un linge humide : il évitera ainsi d'absorber des molécules plombiques. Pour prévenir le développement des varices et la formation des ulcères variqueux, il portera des bas élastiques. — La fatigue des yeux sera diminuée par des lotions avec de l'eau alcoolisée et le repos intermittent de l'organe ; si la vue s'affaiblit, l'ouvrier recourra à des lunettes appropriées.

13.

Deux conseils encore pour terminer : quand le typographe aura la gorge sèche, qu'il boive du lait, infiniment meilleur pour lui que le vin et l'absinthe. Enfin (pour être complet dans nos conseils), qu'il se couvre bien, en sortant, la nuit, de l'atelier, s'il veut éviter la bronchite et le rhumatisme articulaire...

Nous arrêtons ici cette rapide esquisse, en faisant remarquer à nos lecteurs que s'occuper du typographe, c'est rester dans l'actualité et dans le *parisianisme*, non seulement parce que les typographes sont comme les sous-secrétaires d'État de la République littéraire, mais encore parce que Paris renferme, à lui seul, plus de cent imprimeries représentant plus de 4,500 typographes ouvriers et un millier de femmes.

CHAPITRE XXIV

L'HYGIÈNE AU THÉATRE.

Il faudrait être musulman, pour croire que tout théâtre soit fatalement né pour l'incendie : pourquoi rejeter sur le Destin ce qui ordinairement n'est que le résultat de notre imprévoyance et de notre incapacité ? La loi du 5 avril 1884 concède, d'ailleurs, à l'autorité municipale les pouvoirs suffisants pour prescrire les mesures préservatrices indispensables et assurer l'observation stricte des règlements de police dans ces établissements, réputés à bon droit dangereux. La preuve nous en est fournie par les remarquables travaux qu'a entrepris, depuis le mémorable incendie de l'Opéra-Comique, la commission supérieure des théâtres.

Cette commission a, on le sait, prescrit, d'urgence, pour tous les théâtres sans exception : une canalisation de grands secours, consistant en un réservoir d'eau placé au-dessus de la scène; des murs de scène dans toute la hauteur et dépassant les combles; une grande cheminée de ventilation pour l'échappement des gaz irrespirables; un rideau de tôle pleine, destiné à intercepter les flammes et les gaz produits par l'incendie de la scène; de nombreux escaliers et balcons incombustibles; tous les décors et accessoires également incombustibles; un éclairage de secours; la suppression de tous les strapontins et l'établissement de nombreux passages pour le public, etc., etc.

Les enduits dits *ignifuges*, destinés à assurer l'ininflammabilité des décors, vêtements, etc., n'ont (on le conçoit) comme tous les produits chimiques, qu'une puissance préservatrice essentiellement passagère : qu'ils soient composés de phosphate de soude ou d'un mélange d'alun et de sulfate d'ammoniaque, ces enduits s'altèrent rapidement, et demandent à être souvent renouvelés et contrôlés efficacement par la préfecture de police, à des intervalles rapprochés. N'exagérons donc pas l'importance de ces moyens prophylactiques accessoires et proclamons, une fois pour toutes, hautement, qu'en matière de sécurité publique, il ne saurait y avoir place pour des demi-mesures.

Il est certain que l'installation de la lumière électrique à incandescence pure, est le moyen préventif le plus efficace que l'hygiène conseille contre le feu au théâtre. Le maire de Lyon l'a bien compris, lorsqu'il a rendu cette lumière obligatoire dans toutes les salles de spectacles et leurs dépendances, en cette ville. Le gaz est véritablement d'un usage déplorable; au théâtre non seulement il expose à tous les dangers d'incendie et d'explosion, mais il vicie l'air respirable et donne naissance, par sa combustion même, aux produits les plus nuisibles pour les poumons et à tous les inconvénients d'un calorique énorme et malsain. Point n'est besoin de disserter longtemps là-dessus : il suffit d'être allé une fois à l'Opéra pour avoir pu apprécier quelles différences, pour l'hygiène des yeux et de la respiration, séparent une salle éclairée électriquement, d'une salle éclairée au gaz.

Nos bons voisins les Allemands se sont, depuis longtemps déjà, préoccupés de ces questions capitales de police sanitaire urbaine. Nous avons pu, dans un récent voyage, apprécier, à l'*Hygiene-Museum* de Berlin, si bien dirigé par le célèbre professeur Koch, plusieurs modèles très remarquables de théâtres incombustibles; des casernes de pompiers dont les cinq portes s'ouvrent immédiatement, à la fois, à deux battants, par un système avertisseur très simple; des escaliers de fer qui s'appliquent instantanément, de l'extérieur, aux fenêtres de l'immeuble incendié, à l'aide d'un mécanisme des plus ingénieux, etc...

Nous nous rappelons surtout une installation scénique qui nous a frappé et qui est due à un professeur de Bonn. S'il y a incendie sur la scène, une chaîne, dont les anneaux sont en plomb, fond, sous l'influence de la chaleur, et laisse tomber un poids. Aussitôt, le plafond de la scène s'ouvre automatiquement, pendant que le rideau de fer se baisse et que le réservoir d'eau se trouve débondé. La salle est donc mise rapidement à l'abri du feu, qui se circonscrit sur la scène seule...

L'hygiène au théâtre n'a, toutefois, point à se préoccuper que des incendies : elle doit aussi veiller à la ventilation normale des salles de spectacle. L'atmosphère des théâtres, souillée par des centaines de respirations humaines, présente, au plus haut degré, les caractères de l'air confiné : c'est un milieu vicié, malsain, surtout aux galeries supérieures ; un véritable « égout aérien », suivant l'énergique expression de Peter. C'est surtout à l'acide carbonique, contenu en abondance dans l'air des théâtres, que semblent dues les syncopes, la toux et l'oppression exagérées, parfois les fausses couches : tels sont, du reste (comme chacun sait), les incidents pathologiques auxquels le médecin de théâtre a le plus souvent affaire. Mais l'air des salles de spectacles contient, en outre, des hydrogènes carboné et sulfuré, de l'ammoniaque et des matières organiques, véhicules des germes morbides, d'un méphitisme dangereux.

Une bonne ventilation doit donc absolument renouveler l'air et en chasser les produits délétères, tout en n'établissant point de courants gênants et en maintenant une température uniforme. On peut arriver à ces résultats par des appareils mécaniques à pulsion, du moment que, le gaz étant supprimé, on ne pourra, naturellement, plus utiliser les lustres pour obtenir la ventilation par appel. Pendant la saison froide, ce seront les calorifères qui devront produire la ventilation de la salle en même temps que son chauffage, comme cela a lieu presque idéalement au Nouvel-Opéra de Vienne, et moins bien, sans aucun doute, à notre Académie nationale de musique.

Pour ce qui est, d'ailleurs, de la ventilation, il est certain que l'élargissement des couloirs et la multiplication des portes et issues extérieures ne seront pas sans avoir sur elle une excellente influence. La suppression des strapontins et l'amélioration des sièges des spectateurs, en élargissant forcément la surface si parcimonieusement distribuée jusqu'ici au public, auront également les plus utiles résultats au point de vue de l'hygiène. Car le rapprochement exagéré des spectateurs empêche toujours la ventilation d'être efficace et favorise, au plus haut point, les attitudes vicieuses : quel est celui de nos lecteurs qui, dans l'état actuel des choses, hésite à sortir dans tous les entr'actes ? Un mouvement instinctif, impulsif pour ainsi dire, le précipite au dehors pour absorber un air plus pur et dérouiller ses articulations engourdies...

CHAPITRE XXV

L'HYGIÈNE ET L'ÉGLISE.

Nous venons de lire quelque part que le cardinal-archevêque de Porto (Portugal) a eu l'idée d'instituer, à ses frais, une chaire d'hygiène au séminaire de Corballon. Ce prélat a également décidé que nul ne serait, désormais, admis dans les ordres avant d'avoir subi avec succès l'examen d'hygiène. Nous ignorons ce qui se passe, à cet égard, dans notre pays, — étant peu dans le secret des séminaires. Ce qui est certain, c'est que, dans les universités suisses, allemandes et anglaises, le cours d'hygiène est obligatoire pour tous les étudiants, laïques ou théologiens. Dans maintes facultés de théologie (protestantes, il est vrai), un cours spécial est fait pour ceux qui se destinent au service de l'Église.

Nous sommes heureux de voir enfin les prêtres distraire un peu leurs regards de la contemplation constante des cieux et les abaisser sur la terre, *curvæ in terram animæ...* Trop longtemps ennemie de notre bonne science, ou tout au moins indifférente aux efforts réalisés, depuis des siècles, pour l'amélioration de l'être physique, l'Église reconnaît enfin que la culture somatique n'est pas incompatible avec la médecine des âmes. Et elle a bien raison ; nous sommes tous tributaires de l'hygiène, science de perfection et de prévention : elle nous suit partout, que nous le voulions ou non, et son empire s'étend, par conséquent, jusqu'au fond même des sanctuaires, jusque sur ceux qui les habitent.

La question des rapports de l'hygiène et de l'Église peut se diviser en deux parties : l'hygiène du lieu saint ; l'hygiène du prêtre.

Dans notre culte catholique, du moins, la propreté des locaux ecclésiastiques est suffisante. Ce qui laisse à désirer, par exemple, c'est le chauffage, c'est la ventilation. Toutefois, la salubrité des constructions est ordinairement évidente : pour bâtir une église, les prêtres ont, de tout temps, choisi une hauteur, dominant les habitations des fidèles. La pente du terrain préserve donc le monument du culte, de tout germe stagnant. Autrefois, la plupart des églises (nos cathédrales principalement) étaient extrêmement dangereuses, à cet égard, parce que l'on y faisait des inhumations. Dès 1771, Haguenot, sur les inspirations de Voltaire, adressait au roi un savant et judicieux mémoire « contre les puanteurs cadavéreuses nuisibles qui s'échappent des caveaux ». Les prêtres ont heureusement abandonné, aujourd'hui, de semblables errements, bien dignes du moyen âge, ce long passé morbide, ces mille ans d'inhumanité, dont parle Michelet!

Ce qui est incontestable, c'est qu'il fait froid et humide, dans nos églises : plus d'un pécheur y contracte des bronchites ou des douleurs rhumatismales, pénitence anticipée de ses méfaits. La pratique du baptême a été fréquemment, dans ce sens, le point de mire des hygiénistes, parce qu'elle présente vraiment, pour le nouveau-né, de sérieux dangers. C'est ainsi que le Dr de Villiers, peu suspect d'anti-cléricalisme, déclare que « les représentants du pouvoir spirituel feraient acte de prudence en autorisant le baptême à domicile. »

Pour diminuer les dangers d'insalubrité des églises, dus à l'humidité, à l'obscurité, à l'encombrement, etc., il faut munir les voûtes de ventilateurs, ou tout au moins de prises d'air suffisantes ; aérer largement, en ouvrant les fenêtres en dehors des offices ; installer partout, enfin, des calorifères à air chaud ou à eau chaude et les faire fonctionner sans cesse (plus ou moins) pendant toute l'année, selon le précepte d'un saint (que nous nous plaisons à invoquer pour la circonstance), François de Sales, qui a écrit : « Le feu est bon pendant douze mois. »

Pour ce qui est des diverses cérémonies du culte, nous trouvons peu à redire au point de vûe hygiénique. Toutefois notre collègue Eklund, de Stockholm, attirait récemment l'attention sur le côté dangereux de la Sainte-Cène dans le rite protestant. Tous les communiants buvant, à la ronde, autour du même calice, si ce dernier n'est pas nettoyé avec le plus grand soin, on peut avoir à déplorer la transmission de certaines maladies contagieuses, la diphtérie et la syphilis notamment. C'est également à la suite d'une grave épidémie syphilitique, déchaînée, dans un petit pays voisin du nôtre, par un *mohel* de synagogue atteint d'accidents secondaires à la bouche, que les rabbins ont dû supprimer la succion qui suit la circoncision dans la religion mosaïque...

L'hygiène des ecclésiastiques est un sujet long et fort délicat, que nous ne pouvons guère qu'esquisser à grands traits. Le prêtre, quel qu'il soit, doit se soumettre à toutes les règles générales concernant la salubrité de l'habitation, du vêtement, du régime alimentaire, etc., s'appliquant aux simples mortels. La nature de son ministère l'éloigne, parfois, de ces indispensables préceptes d'hygiène individuelle concernant l'exercice physique, la gymnastique, les pratiques balnéaires, la sobriété du boire et du manger, etc. Aussi, ses maladies les plus ordinaires sont-elles : la goutte, le diabète, la constipation, l'obésité, les hémorroïdes, les maladies urinaires, l'hypocondrie, etc., toutes celles, en un mot, qui dérivent de la sédentarité et de la supériorité des recettes sur les dépenses organiques. Cette fureur d'accaparement, si longtemps reprochée à l'Église par les philosophes, nous pouvons la reprocher aussi justement au prêtre, qui a le tort de prendre ses tissus pour une caisse d'épargne, et qui se paie ainsi la plupart des maladies procédant d'un ralentissement nutritif.

L'hygiène et la pathologie des ecclésiastiques se confondent donc, en partie, avec celles des professions libérales, et notamment des gens de lettres que nous décrivons plus loin compendieusement.

Toutefois, plus que l'homme de lettres (et à peu près comme le médecin), le prêtre échappe ordinairement à l'influence promptement funeste de la vie sédentaire. Moins excitable et moins susceptible, plus borné dans ses passions et dans son ambition, il sait assez bien se créer une existence béate et tranquille, doucement exempte des soucis matériels et de ce surmenage cérébral qui fait succomber, hélas ! tant des nôtres... En revanche, les ecclésiastiques du culte catholique ont, contre eux, le célibat et la lutte de continence incessante qu'il entraîne pour ceux qui restent fermes dans leurs vœux. Le célibat est, d'après tous les hygiénistes, singulièrement funeste à la durée de la vie et à la santé. Un régime alimentaire simple, sobre, frugal, aiderait évidemment le prêtre à supporter, jusqu'à un certain point, cette chasteté obligatoire. Mais il suit, le plus souvent, le régime inverse et s'attire ainsi la verte semonce de notre P.-L. Courier : «Si j'avais une fille, j'aimerais mieux la confier à un hussard qu'à un religieux ! » Il serait pourtant si simple, comme le dit un maître hygiéniste, le professeur J. Arnould, « de rendre tout ce monde à la physiologie, à la famille, et au devoir social, en tranchant une simple question de discipline théologique !... »

Les ecclésiastiques ont peu d'affections professionnelles. Du temps de Juvénal, il faut croire qu'ils étaient tenus à la station debout, puisque l'immortel moraliste leur attribue des varices, dans sa Satire VI, à propos des stigmates d'identité des divers états sociaux : « *Varicosus fit haruspex* ». Les laryngites, et plus particulièrement les granulations de la gorge, sont fréquentes chez les prédicateurs, comme chez tous ceux qui abusent de leur voix : la laryngite granuleuse s'appelle pour cette raison, en Angleterre, « *clergyman's disease* » ou « *hem* », onomatopée qui rappelle l'un des principaux symptômes du mal... Ramazzini attribue au chant la fréquence des hernies chez les ecclésiastiques. Il est, enfin, une affection qui n'est point rare chez eux et qui est due au frottement contusif produit, au devant de la rotule, par la génuflexion fréquemment répétée : c'est *l'hygroma prérotulien*, inflammation d'une bourse séreuse normale...

Nous en avons dit assez pour faire entrevoir à nos lecteurs l'utilité des études médico-hygiéniques dans les séminaires. Ces connaissances une fois acquises, le prêtre pourrait, à coup sûr, s'en servir pour le bien des populations en de nombreux points de notre territoire, où il a conservé encore son influence passée. Malheureusement, il arrive le plus souvent, chez nous, de deux choses l'une : ou bien le ministre du culte ignore absolument ces données, essentielles à tous. Ou bien il profitera de ses études, plus ou moins superficielles, pour pratiquer l'exercice illégal de la médecine : délit impuni le plus souvent en France, ce dont nos confrères de la campagne se plaignent à bon droit.

Le *Mémorial de Sainte-Hélène* prétend que Napoléon avait conçu le dessein de fonder, dans chaque séminaire de l'Empire, des chaires de médecine pour que le prêtre pût, à la fois, sauver l'âme et conserver le corps. Heureusement pour nos confrères, le conquérant est mort avant d'avoir pu réaliser administrativement les conditions d'un cumul aussi monstrueux, qui eut entraîné à la fois la fin de l'Église et celle de la médecine!

CHAPITRE XXVI

LES PROFESSIONS INTELLECTUELLES.
— ARTISTES ET GENS DE LETTRES.

Les professions dites *libérales* sont loin d'être, par elles-mêmes, des obstacles à la vie et à la santé. L'histoire nous montre, en effet, les esprits supérieurs (surtout dans les sciences) atteignant souvent l'âge le plus avancé, après une existence dépourvue de maladies et d'infirmités. Avec Benoîton de Châteauneuf, on peut même affirmer que les gens intelligents vivent plus que les autres, les écrivains et les savants plus que les agriculteurs et les rentiers. D'après des calculs, la moyenne vitale des *académiciens* serait de soixante et onze ans cinq mois : ce fait brutal, s'il est vrai, ne vaut-il pas mieux cent fois pour eux qu'une *immortalité* souvent aléatoire ?

L'inactivité physique entraîne, chez l'homme de lettres, la goutte, l'obésité, le diabète, les hémorroïdes, les calculs du foie et des reins. La suractivité psychique amène l'irritation nerveuse, l'hypocondrie, la prédisposition aux affections cérébrales. La stimulation excessive de la pensée a pour corollaires une grande irritabilité physique et une faiblesse nerveuse notable : cette tension permanente de l'intellect finit, on le conçoit, par causer une sorte de démangeaison continue du cerveau. L'expression la plus affaiblie de cet état mental particulier, c'est l'*ennui*, que le poète italien Léopardi considère comme le plus grand, le plus noble, le plus sublime des sentiments humains, mais qui n'est, en réalité, que le premier degré de l'hypocondrie ou de la mélancolie, si communes chez les gens de lettres. L'exaltation du sentiment de la personnalité, une peur exagérée de la mort (ou, au contraire, le mépris de la vie, la *nécrophilie* et le penchant au suicide) sont les fréquents symptômes de cet état mental.

L'homme de lettres est un *mauvais malade*. Il prend souvent le mal comme une entité imaginaire, fuit la médecine et les médecins (ou

les recherche, parfois, d'une manière exagérée); il n'exécute aucune ordonnance; il traite
sa maladie *par le mépris*, avec les interjections suivantes : « A quoi bon me soigner,
docteur? Et d'ailleurs, en ai-je le temps? Et
puis, que signifie cette prétention de me faire
croire à la médecine? Y croyez-vous vous-
même?... etc., etc. » Ainsi nous assistons à
tous les symptômes d'une *ataxie morale* prononcée. On peut dire que ce qu'il y a de plus
constant chez l'homme de lettres, c'est son
inconstance. Chez lui, le cerveau est constamment excité, irrité, épuisé. Souvent, le sujet
est la proie des vertiges, des éblouissements;
et, si nous voulions énumérer ici les noms de
tous les écrivains célèbres qui succombèrent à
l'apoplexie, la liste serait longue : Pétrarque,
Marmontel, J.-B. Rousseau, Cabanis, Walter
Scott, etc., etc.

Un organe qui prélude souvent à la détérioration vitale chez l'homme de lettres, c'est
l'estomac, qui devient capricieux et irritable,
recherche les mets nuisibles et indigestes, et
devient un tyran véritablement réfractaire à
toutes les lois bromatologiques que l'hygiène
pourrait lui dicter. Le mauvais estomac, « *qui*

studiosos insequitur sicut umbra corpus » (Amatus Lusitanus), exagère la sensibilité de l'homme d'études, dérègle son imagination, et peu à peu, contribue à l'affaissement du cerveau. L'hygiène morale n'est, en effet, que l'hygiène physique retournée, et l'estomac un manomètre sur lequel celui qui a souci des actes vitaux doit avoir les regards fixés sans trêve. Les irréguliers de l'esprit sont toujours des irréguliers du corps. Aussi, si nous avions la plume d'Armand Silvestre, pourrions-nous écrire que c'est par antiphrase que *les travailleurs de cabinet* sont ainsi dénommés, puisque la *constipation* est leur habituelle compagne : mais tous ceux qui ont lu Voltaire et écouté Sidrac savent les rapports étroits qui unissent le cerveau au gros intestin!...

Souvent, à la suite des veilles, des privations et des travaux prolongés, mais principalement sous l'influence de l'abus des excitants et des *alcooliques* (l'homme de lettres succombe, hélas! aisément à leur funeste mirage), on voit les mouvements du cœur devenir irréguliers, et ces troubles de la circulation retentissent naturellement, à leur tour, sur le cerveau et sur les poumons congestionnés. Le

cœur se trouve surtout en état *minoris resis-
tentiæ*, lorsque les passions *politiques* viennent, sournoisement, inoculer à l'homme de
lettres leur virus dangereux et ajouter, aux
fatigants travaux littéraires, leurs émotions
poignantes et leurs désillusionnantes réa-
lités!...

On comprend qu'au milieu de tous ces désordres, survenus dans le *trépied vital*, l'économie se détériore vite et se détraque bientôt
tout à fait, à l'occasion des moindres actes
morbides. D'autre part, la stimulation extrême
de la pensée affaiblit singulièrement les facultés viriles. On l'a dit en un proverbe espagnol :
« un savant ne sait lutter en amour contre un
muletier. » Aussi voyons-nous des hommes
de génie, comme Newton, mourir vierges à
quatre-vingts ans! Ce qui prouve que Minerve
n'aime pas Vénus, et peut-être que le génie
n'est qu'une névrose...

S'il existe jamais une méthode pour l'amélioration de la race humaine, c'est assurément
l'hygiène qui la fournira. L'hygiène est la
vraie médecine de l'avenir. Mieux vaut soigner
sa santé que sa maladie, et c'est l'hygiène,
comme l'a très bien exprimé Raspail, qui nous

préserve de la médecine ! Disons donc ce qu'elle conseille aux gens de lettres, nos frères :

Si vous voulez conserver votre équilibre cérébral, évitez les travaux exagérés et prolongés outre mesure. La fatigue de la tête vous trace la limite où vous devez vous arrêter : elle se traduit souvent par la *migraine*, qui vous punit par où vous péchez. Il faut fuir le travail après les repas, pour ne pas troubler la digestion ; et préférer au travail du soir celui du matin. On ne fait pas impunément longtemps de la nuit le jour : le sommeil nocturne est le meilleur de tous les cordiaux, le liniment le plus efficace pour ramener le calme dans l'esprit.

Votre régime sera uniforme. Il ne comporte pas d'aliments spéciaux. Il consiste en aliments réparateurs sous un petit volume et que vous mâcherez avec soin : une bonne mastication étant la moitié de l'acte digestif. Il faut éviter également la diète et les excès de nourriture, et rechercher la régularité dans les heures du manger. Il faut restreindre l'usage des boissons alcooliques et éviter complètement ces boissons dans les intervalles des repas. Un vin tonique suffit à tous les besoins d'excitation cérébrale. « Le vin et la viande hébètent l'âme, » a dit Plutarque. De temps à autre, un peu de bonne bière, *prise en mangeant,* donnera un coup de fouet à la digestion paresseuse. Quant au café, vous pouvez en user comme Fontenelle, mais non en abuser comme Voltaire et Balzac. Cette délicieuse infusion produit, ainsi que le thé, une excitation cérébrale temporaire, à laquelle succède bientôt une période de dépression. Sous l'influence de l'abus des *aliments intellectuels,* la mémoire et les autres facultés *solides* de l'intellect ne tardent pas à faire naufrage, en même temps que l'imagination s'exalte et s'affole. Cette remarque s'applique aussi au tabac, dont l'abus nuit certainement à plus d'un littérateur.

Vous devez choisir pour le travail le moment où le travail vous paraît le plus aisé ; habiter autant que possible un quartier sain et bien aéré ; pour éviter le froid, surtout aux pieds, prendre des bains fréquents et pratiquer des frictions sèches sur toute la surface cutanée : cette habitude vivifie le corps et l'esprit. Le cabinet de travail sera vaste et aéré, peu meublé, ni trop chaud ni trop froid. Une bonne ventilation du local atténuera évidemment les inconvénients de la vie sédentaire. Il faut, d'ailleurs, varier les positions du travail : quitter, de temps à autre, la position assise, pour s'étendre, s'étirer, se mettre debout ou en marche. Pour l'éclairage, la lumière du jour viendra par derrière le bureau ou tombera d'en haut : les fenêtres du cabinet seront, si cela est possible, exposées au soleil matinal. Pour le chauffage, on évitera les poêles, et l'on recourra aux cheminées, qui chauffent moins, il est vrai, mais qui ventilent et assainissent. Le travail du soir sera éclairé par une bonne lampe à huile, en attendant que les progrès de l'industrie nous amènent l'électricité à domicile !

L'exercice est indispensable à l'homme de lettres. La station constamment assise, dans un milieu plus ou moins confiné, trouble la circulation abdominale, et devient la véritable cause des hémorroïdes, du diabète (cette maladie des classes dirigeantes), de la goutte et de l'obésité, ces maux des gens d'esprit. Elle engendre aussi la sénilité prématurée, la constipation opiniâtre, le catarrhe de la vessie, la gravelle et la pierre : à propos de cette dernière maladie, remarquons ici que Michel-Ange, Calvin, Montaigne, Colbert, Bossuet, Leibnitz, d'Alembert, Buffon, Désaugiers, etc., succombèrent à ses atteintes.

« Je suis persuadée, dit Mme de Sévigné (lettre LXXXIII), que la plupart de nos maux viennent d'avoir *le cul sur selle*. » Rien n'est plus vrai; l'exercice, c'est la vie, et l'air est le pain respiratoire. Nos confrères devront donc rechercher l'exercice actif, la promenade, la vie en plein air, le séjour à la campagne, au milieu des grands arbres, la culture, le canotage, la natation, l'équitation, la chasse, le jeu de boules, l'escrime, la danse, la gymnastique, etc...

Éviter les effets nuisibles de l'inactivité physique, de l'ennui, de la solitude : voilà une thérapeutique physico-morale efficace, lorsqu'on y sait recourir à temps; et, somme toute, facile à suivre. Si, malgré tout, la noire hypocondrie vient à noyer votre cerveau, cherchez une diversion et un dérivatif dans les voyages, la mer, les eaux minérales; et surtout, vivez avec des gens gais, n'engendrant pas le spleen, qui peuvent contrebalancer heureusement chez vous la lypémanie, ce poison des professions de l'intelligence. Souvenez-vous que les passions tristes sont les surnuméraires obligés de l'aliénation mentale, puisque toute folie, comme l'a dit excellemment Falret, repose sur le fond commun de la mélancolie !

Mais l'hygiène est là pour vous commander aussi de ne pas descendre un versant opposé, et de fuir les vives émotions, surtout celles du jeu et de l'amour. Ayez toujours devant les yeux l'exemple du divin Sanzio, qui, après quelques nuits d'excès avec sa Fornarina, tombe malade et meurt à la fleur de l'âge ! Toutefois, c'est surtout à l'âge de cinquante ans, automne de la vie, saison féconde de la récolte intellectuelle, que l'écrivain doit désapprendre, pour tout de bon, les chemins de Paphos :

« Et que, comme son poil, blanchissent ses désirs ! »

C'est à cet âge que se vérifient, surtout pour lui, le terrible aphorisme de l'École de Salerne : « *Virgo libidinosa senem jugulat,* » et le mot sanglant de Sénèque le Tragique : « *Dux malorum fœmina !* »

. . . .

. . . .

Nous voudrions que tous ceux qui nous

lisent fussent, comme nous, persuadés que l'hygiène seule *peut guider* l'homme de lettres, trompé par tant de fallacieux et illusoires appuis. Elle seule peut le soutenir dans les péripéties de sa lutte quotidienne : lutte effroyablement réelle et effective, dans laquelle la physiologie et la chimie nous montrent une énorme déperdition d'influx nerveux et de forces organiques... C'est peut-être ce que le Koran voulait exprimer, en assimilant l'homme de lettres à l'homme de guerre, lorsqu'il dit qu'au jugement dernier l'encre de l'écrivain aura, pour Allah, le même poids que le sang du guerrier !

CHAPITRE XXVII

LA CRAMPE DES ÉCRIVAINS. — LE DOIGT-A-RESSORT.

La crampe des écrivains est une affection curieuse et rebelle, qui consiste en une contraction invincible des muscles présidant à l'écriture, en une sorte de *tétanos local,* pour ainsi dire. Le malade veut écrire : il sent immédiatement une raideur gênante envahir ses divers faisceaux musculaires du poignet et de la main : cette raideur se transforme bientôt en contractions pénibles et anormales (essentiellement passagères, et involontaires) qui l'obligent à lâcher sa plume, ou même envoient celle-ci se promener au loin, par un mouvement subit de trémulation saccadée.

. Ce spasme fonctionnel ou professionnel,

15

cette *danse de saint Guy des écrivains* (*chorea scriptorum*, schreiber-Krampf) est une véritable névrose de la coordination motrice.

On l'a comparée à une sorte de vertige ou de *bégaiement des doigts*. Elle existe surtout chez ceux qui font ou qui ont fait de grands abus d'écriture ; et l'on conçoit bien comment la fatigue peut naître d'une application soutenue à cet exercice, absolument comme les crampes viennent aux mollets des danseuses, des maîtres nageurs, etc. L'action d'écrire, en effet, exige une énorme précision dans les mouvements : c'est un acte des plus compliqués, et dont la difficulté n'est masquée chez nous que par l'habitude. Il suffira de la fatigue fonctionnelle d'un muscle, chez un sujet nerveux, ou d'une légère inflammation tendineuse chez un rhumatisant, pour provoquer facilement le détraquage et le désarroi dans l'acte, si complexe, de l'écriture et dans le groupe si nombreux des muscles qui concourent à cet acte-là.

Ce qu'il y a de bizarre, dans cette contracture spasmodique, c'est que les mouvements grossiers de l'avant-bras et de la main persistent, intacts, pendant qu'à l'occasion de l'acte d'écrire, l'engourdissement, l'impotence fonc-

tionnelle et le désordre musculaire le plus
marqué s'emparent de ces mêmes régions : il
y a là quelque chose de *cérébral*, une sorte
de réflexe morbide, dont la physiologie ne rend
qu'un compte insuffisant. En dehors des écrivains, du reste, les tailleurs, les cordonniers,
les couturières, les brodeuses, les cigarières,
les femmes qui traient les vaches, les horlogers, les télégraphistes, les violonistes, les flû-
tistes et les pianistes, qui tous occupent leur
main, « cette annexe du cerveau », à un travail
plus ou moins fin et délicat, peuvent être pris
également d'un spasme professionnel très analogue à la *chorea scriptorum*...

C'est là une névrose sérieuse, parce qu'elle
résiste à tous les moyens dirigés contre elle.
Depuis douze ans que nous exerçons la médecine (est-ce à cause de notre situation médico-
littéraire ?) nous avons eu l'occasion de soigner
une vingtaine au moins de malades atteints
de la crampe des écrivains. La plupart se sont
améliorés, il est vrai ; mais nous en sommes
encore à attendre une observation de guérison
complète. Outre les frictions, le massage, les
révulsifs, l'électricité et le traitement bromuré
général, la médecine, dans ces cas, conseille

l'usage de porte-plumes spéciaux, dont le meilleur est celui de Cazenave (de Bordeaux), imaginé en 1835 : c'est un porte-plume qui s'enchâsse sur les doigts au moyen d'anneaux métalliques.

Sous le nom de « *doigt-à-ressort* », le célèbre Nélaton décrivit, en 1850, une affection dans laquelle un doigt se trouve, brusquement, arrêté en extension ou en flexion; puis, le mouvement reprend sa course jusqu'à ses limites naturelles avec la rapidité d'un ressort; le D^r Ch. Schmit a démontré que le doigt-à-ressort succède fréquemment au jeu du fleuret, dans les manœuvres d'escrime à l'italienne. Tous ceux qui fréquentent les salles d'armes savent qu'en France nous saisissons la poignée de l'épée à pleine main, tandis qu'en Italie les maîtres conseillent de passer le médius et l'index dans les anneaux de la garde. Le frottement répété détermine alors une contusion chronique, une lésion du tendon, capable de provoquer à son tour, surtout chez les rhumatisants, cette bien curieuse contraction... Dans le sexe faible, cette affection est encore plus fréquente; elle atteint le plus souvent le pouce, à la suite des graves fatigues musculaires apportées par d'excessifs travaux d'aiguille ou de crochet. Le traitement curatif consiste dans le repos, l'immobilisation à l'aide de la gutta-percha, les badigeonnages iodés, le massage, l'électrisation… La guérison du *doigt-à-ressort*, quoique aléatoire, semble pourtant plus fréquente que celle de la crampe des écrivains, dont il nous paraît très proche parent, du reste.

Ces deux affections bizarres sont, en somme, causées par la répétition immodérée et fatigante de certains mouvements des doigts. Elles se manifestent toujours au moment précis du travail particulier dont elles dérivent. Un écrivain est capable d'exécuter avec la main droite tout genre d'exercices de force et même de précision : mais, qu'il essaie d'écrire, et il verra aussitôt ses doigts, écartés ou contracturés, incapables de retenir et de diriger l'instrument spécial de son métier. Il est bien difficile de ne point admettre, dans ce refus d'obéissance des muscles à la volonté, dans cette rébellion convulsive de la main aux injonctions réitérées du cerveau, son maître, une action nerveuse morbide, d'origine centrale. La preuve, c'est que, lorsque les malades s'exercent à écrire de la main gauche, la crampe les saisit bientôt de ce côté.

Une autre preuve peut être également tirée de l'impuissance même des traitements conseillés. Nous voyons des copistes, des professeurs de piano et de violon, obligés de renoncer pour toujours à leur gagne-pain devenu trop pénible, et d'aborder tardivement une autre occupation manuelle. L'incoordination musculaire devient également chronique chez les télégraphistes qui manipulent les boutons de l'appareil Morse, chez les photographes, chez les bijoutiers et horlogers qui saisissent, la loupe à l'œil, des vis très menues ou d'autres petits objets délicats. Les diverses parties qui composent cet organe admirablement mouvementé qu'on appelle *la main*, sont restées absolument saines : mais le système cérébro-spinal, qui préside à la coordination motrice, est plus ou moins malade. C'est comme une montre dont l'on aurait attentivement soigné les différentes pièces et dont le grand ressort serait faussé.

CHAPITRE XXVIII

HYGIÈNE DU CHANTEUR [1].

Le chant, « cette seconde voix donnée à l'homme », comme disait J.-J. Rousseau, a besoin, pour se produire, non seulement de l'absolue intégrité du larynx (l'organe de cette fonction), mais encore d'une santé générale irréprochable, d'un bien-être physique et moral absolument complet. Le chanteur doit donc se pénétrer de l'extrême importance qu'a pour lui l'hygiène générale, *et ne négliger aucun de ses préceptes.*

Pour conserver au chant ses trois grandes qualités primordiales, la prononciation, l'accentuation et l'expression, il importe de suivre

1. La plupart des préceptes hygiéniques de ce chapitre s'appliquent également aux orateurs, professeurs, artistes dramatiques, députés, etc.

une bonne méthode d'enseignement; de ne pas livrer au hasard des modulations qui ont besoin d'une discipline étroite; d'exercer la voix surtout dans le médium, comme l'exigeait avec raison Bataille. Le chanteur aura le cou et la poitrine libres, se méfiant des ceintures, des cravates et des corsets serrés, qui sont autant d'entraves à l'émission de la voix. Il évitera le chant trop longtemps soutenu, surtout dans le mode aigu, et, s'il veut éviter l'enrouement, il s'arrêtera (toutes les fois que cela se pourra), dès qu'il éprouvera la sensation de fatigue.

Avant le chant, il s'épargnera tout exercice violent : la danse, la marche, les conversations animées, et surtout les discussions, qui enlèvent aux cordes vocales leur précision et leur vigueur, ainsi que le rire aux éclats, que nous interdirons surtout au beau sexe, coutumier du fait. Pendant le chant, il faut faire des inspirations profondes et régulières, ne pas gonfler la langue, et surtout, ne pas raidir le cou : toute contraction spasmodique des muscles du cou produit la voix défectueuse qu'on nomme *voix de gorge*, fréquent résultat des insurmontables émotions de la scène.

L'exercice du chant développe et fortifie la poitrine des sujets bien portants. Mais il est souverainement nuisible à ceux qui sont faibles, surtout quand le cœur est irritable et les poumons délicats : alors le moindre effort de voix détermine des états congestifs, des crachements de sang, des hernies, etc. Il faut renoncer à une profession pour laquelle l'organisme n'est point fait, et où les constitutions débiles n'ont jamais eu le moindre avenir.

Nous conseillons surtout aux artistes de ne jamais prolonger leurs *exercices vocaux*. Ils s'exerceront dix minutes et se reposeront un quart d'heure alternativement. De cette manière, le larynx ne saurait se fatiguer, et la voix, au lieu de se casser, se renforce et s'*assied*. Les exercices ne doivent avoir lieu que le matin, ou quelques heures après les repas, pour que les fonctions digestives ne viennent pas troubler le jeu de l'acte respiratoire et la vocalisation.

Il est certain que l'*art de respirer* est la moitié la plus importante de l'art de chanter. Une inspiration profonde et complète donne seule une expiration régulière, et conséquemment, un chant soutenu. Au contraire, une inspiration brusque et irrégulière sera forcément suivie d'une expiration saccadée, et la voix restera sans ampleur, *mal posée,* comme on dit.

Le chanteur devra donc dilater amplement sa cage thoracique; mais il aura soin de le faire d'une manière calme et silencieuse, sous peine d'arriver rapidement au chevrotement et à la raucité de la voix. Pour respirer, le chanteur doit laisser son larynx absolument immobile; et, dans ce but, faire porter sur l'abdomen, non sur la clavicule, le poids de l'effort respiratoire. La respiration thoraco-abdominale est facile chez l'homme; c'est même le type respiratoire normal masculin. Chez la femme, au contraire, les fonctions délicates inhérentes à l'abdomen (*propter uterum mulier*) et aussi l'usage du corset, impriment à la respiration le type claviculaire. La femme a, pour cela, plus de mérite que l'homme à bien chanter.

Le chanteur peut augmenter son amplitude respiratoire par la gymnastique des bras et du thorax, la natation, les pratiques de l'escrime (mais à la condition, toutefois, de tirer successivement des deux mains). De plus, il ne faut point surmener le larynx par des séances de chant trop longues; il est indispensable de reposer complètement la voix au moment de la mue du larynx, surtout chez les garçons. Le médecin peut, d'ailleurs (ainsi que le pense et l'exprime très justement M. Gouguenheim), jouer, dans la profession artistique, un rôle éducateur important. L'examen préalable du larynx par un spécialiste présenterait, pour les élèves qui se destinent à la carrière du chant, l'inappréciable avantage de rendre un compte exact des aptitudes artistiques déterminées qu'ils peuvent avoir. Un semblable *conseil de revision* éviterait, à coup sûr, aux professeurs comme aux élèves et aux parents, bien des déceptions et bien des déboires, s'il est vrai que la laryngoscopie puisse porter toujours sur un chanteur un pronostic scientifique irréfutable...

L'artiste doit éviter d'habiter les rez-de-chaussée humides et froids, les logements exposés au nord, les rues étroites et mal aérées. La chaleur des poêles (surtout de nos modernes poêles *économiques*) est souverainement nuisible à la voix, de même que tout milieu atmosphérique surchauffé et enfumé. Pour l'hygiène du vêtement, l'artiste se couvrira peu le cou, afin de l'endurcir contre les vicissitudes météoriques; la femme évitera avec soin les corsets mal conditionnés, comprimant la taille et gênant la respiration.

Morell-Mackenzie conseille les frictions alcooliques au-devant du cou et du sternum, afin d'endurcir contre le froid la région laryngée.

L'alimentation du chanteur sera réparatrice, mais douce et légère. Le chanteur évitera les aliments secs, salés et épicés (la noix, les amandes, les noisettes, les viandes fumées, les salaisons et conserves) : tous ces aliments absorbent beaucoup de salive ; ils dessèchent et irritent le gosier, qui a besoin d'être toujours sain et doucement humecté, pour la bonne émission du chant. Il faudra renoncer, à cause de raisons analogues, aux fruits acides, aux aliments âcres, aux liqueurs alcooliques, au tabac, au café et au thé (que l'on peut, toutefois, tolérer en petite quantité et en infusions faibles).

Le chanteur fuira les températures excessives, le froid humide, les transitions thermiques brusques, les milieux chargés de poussières ou de vapeurs irritantes (tabac). Il évitera surtout le refroidissement des pieds, des mains, du cou et de la poitrine, cause fréquente des enrouements et des laryngites. Les femmes, surtout à leurs époques menstruelles, redouteront le froid et les courants d'air, les boissons glacées, l'immersion des mains dans l'eau froide. Si elles peuvent s'abstenir de chanter alors, cela n'en vaut que mieux. La chasteté est aussi importante pour la voix que la sobriété ; et rien ne brise l'intégrité et la précision de l'instrument vocal comme l'abus des plaisirs sexuels.

Le chanteur doit, du reste, éviter tout excès. Les veilles, les fatigues, le jeu, la danse, la course, la vie irrégulière, les chagrins, la colère, la tristesse, les émotions, sont souverainement nuisibles à la voix. L'histoire anecdotique du théâtre nous semble prouver que tous les artistes qui ont conservé longtemps un superbe organe, ont été des modèles de sobriété, de vertu, d'existence paisible, et (disons-le), égoïste ; pour conserver le trésor fragile de la voix, il faut veiller constamment sur lui comme un avare, avec un soin jaloux et exclusif.

Le sommeil du chanteur sera de sept à huit

heures; sa chambre à coucher sera très aérée; il prendra tous les deux jours un grand bain tiède pour assurer le bon fonctionnement de la peau et favoriser sa réaction aux impressions extérieures.

Pour le chauffage, il faudra préférer (ainsi que nous le disions), la cheminée aux poêles et le bois au coke, et ne point s'habituer à une chaleur trop intense, qui rendrait l'organe vocal facile à influencer par la température extérieure. Pour la même raison de susceptibilité laryngienne, le chanteur se méfiera de l'eau froide, de la bière glacée, des glaces et des boissons acidules, qui, par action réflexe, rendent souvent la voix rauque et haletante, en augmentant l'impulsion du cœur et la pression circulatoire parallèlement.

Il est recommandé au chanteur de ne pas se livrer à son art durant la digestion ; d'éviter la constipation, en suivant un régime rafraîchissant ; d'user avec précaution, dans les soirées, des boissons dont l'abus nuit aux chant, soit en irritant la gorge, soit en troublant le rythme du cœur.

Les troubles de la voix sont fréquemment dus à un affaiblissement organique général, qui retentit volontiers sur les cordes vocales, organes fragiles par excellence. Un traitement tonique et reconstituant, une bonne alimentation, et surtout l'observation sévère des règles de l'hygiène et du fatidique « *uti, non abuti* »: voilà les remèdes des troubles vocaux dus à la fatigue. Les gastralgies, dyspepsies et dérangements intestinaux seront soignés avec attention, ainsi que les refroidissements les plus légers, qui (indispositions insignifiantes lorsqu'élles atteignent d'autres personnes) acquièrent, chez le chanteur, une grosse importance pour l'avenir. Une angine, un coryza, un rhume, un enrouement seront enrayés toujours par le séjour rigoureux à la chambre, par la cessation absolue du chant et de l'effort vocal, et par le traitement approprié aux affections à *frigore*.

Certaines lésions de la gorge, du larynx et du nez tiennent à un état général, herpétisme, rhumatisme, phtisie, goutte, scrofule, syphilis. Dans ces cas, il est très important, outre le traitement local, de modifier profondément, par une médication générale spécifique, le terrain constitutionnel. Les granulations, par exemple, ces ennemies si redoutées des artistes,

reconnaissent souvent le tempérament arthri-
tique comme cause fondamentale. Toutes les
diathèses précédentes sont, d'ailleurs, plus ou
moins curables : seule, la phtisie ne pardonne
pas, et elle atteint toujours, jusqu'à un certain point, l'organe vocal, en dehors même de
toute tuberculisation laryngée.

Le meilleur traitement des granulations de
la gorge consiste dans la cautérisation au
galvano-cautère et dans les gargarismes iodu-
rés. Nous avons aussi obtenu des guérisons
avec les pulvérisations de sulfate de zinc au
centième et l'usage prolongé de l'acide arsénieux à l'intérieur.

L'artiste devra donc soigner, *sans attendre*,
la moindre angine, le moindre gonflement des
amygdales et du pharynx, le plus petit coryza,
le plus léger rhume. En effet, outre que ces
diverses affections, d'apparence bénigne, ré-
trécissent toujours le pharynx, altèrent la voix,
enrouent et enchiffrènent les registres les plus
frais, suppriment la salive et nasonnent ce
qu'on a pu appeler *la couleur du son*, elles
s'éternisent et s'aggravent lorsqu'elles ne sont
pas soignées. Les soins consisteront : d'abord,
dans le repos absolu de la voix ; puis, dans

l'eau sucrée chaude, additionnée d'un peu de rhum ou d'hydrolat de fleurs d'oranger; eau tiède et stout mélangés ; tisane de bourgeons de sapin sucrée avec du sirop d'érysimum ; ou infusion de coca additionnée de sirop de térébenthine, etc., etc. Si ces moyens *anodins* échouent, recourir sans retard aux soins éclairés d'un bon médecin.

Les chanteurs sont parfois pris en scène d'enrouement subit. Pour prévenir ce fâcheux contre-temps, conseillons aux personnes prédisposées les boissons émollientes, les pastilles de borax, les frictions sur le cou avec l'alcool camphré, les bains sulfureux habituels, et surtout les bains de pieds sinapisés pris avant l'entrée en scène. Quant à l'accident en lui-même, un excellent remède consiste à administrer, dans un peu d'eau sucrée tiède, *cinq à six gouttes d'un mélange d'ammoniaque, d'éther sulfurique et de teinture de castoréum*, que l'on pourra répéter, au besoin, trois ou quatre fois dans la soirée. Les chanteuses ont fréquemment, en scène, la sensation *nerveuse* d'étranglement par un corps étranger, *une boule*, qui leur remonte à la gorge. C'est cette sensation qui est la principale cause des *trous* dans la voix des *soprani* et des *mezzo soprani*. Le bromure de potassium, la valériane et surtout la bonne hygiène et la vie régulière sont les remèdes efficaces à apporter à la sensation de *boule*, véritable miniature de l'attaque hystérique.

L'anémie, la chlorose et l'hystérie déterminent également des troubles de la voix. Ces troubles sont d'ordre nerveux, et le plus souvent passagers. L'hydrothérapie, le fer et le quinquina, l'huile de foie de morue et le bromure de potassium ont ordinairement raison de ces accidents. Les femmes chlorotiques et nerveuses doivent, surtout lorsqu'elles se destinent au chant, être des modèles de vie régulière et de bonne hygiène.

Quant aux stimulants destinés à la scène, nous ne donnerons aucun conseil. Chaque artiste a, à cet égard, ses habitudes particulières : la Malibran buvait du bourgogne et de l'extrait de goudron; Caroline Baüer, du rhum chaud; van Zandt, du champagne (qui lui joua, un jour, un vilain tour); la Patti, du stout, etc... D'autres artistes mâchent des pastilles de borax et de cocaïne; d'autres s'électrisent eux-mêmes les muscles du cou, etc...

Pour ce qui est des boissons réparatrices, nous pensons qu'il est plus rationnel de les prendre après que pendant le chant; et qu'une simple pastille de borax humecte mieux la gorge sèche, en sollicitant les sécrétions mucipares chez l'artiste.

CHAPITRE XXIX

L'HYGIÈNE DU SOLDAT.

Son importance est aujourd'hui capitale, puisque le service sous les drapeaux est devenu obligatoire pour tous : cette obligation a rendu le groupe militaire le plus intéressant, peut-être, de tous les groupes professionnels. C'est, à la vérité, une profession assez insalubre que celle du soldat : l'encombrement et le méphitisme des casernes, l'alimentation insuffisante, les exercices et les manœuvres exécutés par tous les temps, les prédispositions aux maladies conférées par l'âge et le dépaysement, tout contribue à l'affaiblissement de l'organisme et à l'augmentation de la morbidité et de la mortalité dans le milieu militaire. Aussi, y a-t-il, pour chaque soldat, chance de maladie pendant vingt jours, année moyenne; et le nombre moyen annuel des journées d'indisponibilité est-il à peu près vingt fois plus considérable que celui de l'effectif. Les hommes entrés à l'hôpital et à l'infirmerie forment ainsi un total dépassant 50 p. 100 de l'effectif des présents, et la statistique impitoyable nous indique qu'il en est de même en temps de paix pour toutes les armées d'Europe, et non point seulement pour l'armée française.

M. le médecin-major Ch. Viry, attaché à la direction du service de santé du ministère de la guerre, insiste avec raison sur les désastres produits, dans les armées, par les erreurs hygiéniques. C'est ainsi que la guerre de Crimée nous a coûté 95,615 hommes, dont 10,240 tués, 10,000 morts d'infection purulente et de pourriture d'hôpital — complications des plaies facilement évitables par l'hygiène et la dissémination des blessés : enfin 75,000 ont succombé au typhus, au choléra et à la dysenterie, dont on pouvait, à coup sûr, entraver la marche : la comparaison de nos pertes avec celles des Anglais, dont le service médical était remarquablement dirigé, prouve péremptoirement la vérité de cette cruelle expérience

Un recrutement rationnel, et une sage graduation des exercices pour les recrues, facilitent singulièrement l'acclimatation du soldat à sa vie nouvelle et empêchent l'évolution des maladies graves qui résultent de la débilité et du surmenage. Les conditions hygiéniques de la caserne et des chambrées jouent également un rôle primordial pour empêcher les maladies infectieuses, toujours avantageusement combattues, comme chacun sait, par la propreté et par la désinfection. Nous ne saurions insister ici sur ces questions techniques, non plus que sur la nécessité d'une alimentation saine et variée et d'une bonne eau potable à l'abri de toute souillure. On ne devrait pas avoir besoin de formuler de semblables *desiderata*, lorsqu'il s'agit de la santé des défenseurs du pays!...

Dans nos climats, le vêtement du soldat doit être ample, en laine foncée, afin de bien conserver la chaleur du corps : le port des chemises de flanelle, qui a rendu de si grands services à l'armée anglaise, devrait être aussi obligatoire dans notre armée, où les maladies par refroidissement sont si communes. On ne saurait jamais exiger une surveillance trop minutieuse de la propreté corporelle du soldat et de ses vêtements : dans la plupart des régiments existent, d'ailleurs, à l'heure qu'il est, des installations faites en vue des ablutions générales.

La propreté est la base la plus solide de prévention des maladies : pour empêcher les germes parasitaires, nous savons que l'éloignement des immondices et l'isolement des malades, la désinfection des locaux, des ustensiles et des déjections sont les mesures d'hygiène indispensables. La moitié de la mortalité militaire est imputable à la fièvre typhoïde et à la phtisie. Eh bien! la fièvre typhoïde sévit avec prédilection dans les chambrées sans air, encombrées, et sur les jeunes recrues surmenées et malpropres; enfin, dans des casernes où les latrines sont défectueuses et les eaux de boissons souillées de germes infectieux.

Toutes ces conditions peuvent être aisément évitées — et les dépenses faites au nom de l'hygiène constitueraient, dans ce cas, une économie précieuse non seulement d'argent, mais surtout de capital humain... Quant à la phtisie, elle serait bien moins fréquente si l'on savait éliminer de l'armée les sujets suspects, et soigner, dès le début, les affections thoraciques douteuses; et si, au lieu des casernes monumentales, on construisait des casernes à grande superficie sur des hauteurs et loin des agglomérations miasmatiques des cités.

Bouchardat a décrit la marche à suivre pour diminuer la léthalité de la phtisie dans l'armée. Il faut d'abord introduire, dans l'alimentation du soldat, les corps gras qui lui font défaut : beurre, lard, graisses, huiles [1], éviter aux jeunes gens l'exercice excessif; enfin et surtout, leur donner un coucher les défendant suffisamment du froid pour protéger toutes les parties de leur corps et pouvant ainsi permettre de laisser, en toute saison, les fenêtres des chambrées ouvertes nuit et jour. Cette méthode aurait, en outre, l'avantage d'aguerrir le soldat contre le froid.

C'est par l'air pur en abondance que l'école allemande soigne la phtisie; et de nombreux tuberculeux ont trouvé la guérison en respirant le grand air pendant la nuit, au lieu de l'air ruminé d'une chambre méphitique, véritable *saumure respiratoire*, selon l'expression si

1. Pour détails sur *l'alimentation du soldat*, voir Dʳ E. MONIN, *l'Hygiène de l'Estomac* (appendice).

énergiquement vraie de M. Peter. C'est en laissant ouvertes portes et fenêtres des écuries pendant la nuit que l'on a pu le mieux, nous affirme Bouchardat, diminuer les invasions de la morve : or cette grave maladie est parallèle, chez les solipèdes, à la tuberculisation chez l'homme. La conclusion est simple : *aer pabulum vitæ;* et le poumon du phtisique se trouve en état d'inanition respiratoire!...

Quant aux maladies professionnelles des armées en campagne, ce sont : les insolations et congélations; les fièvres intermittentes, le scorbut, la diarrhée et la dysenterie, le typhus, la variole, le choléra, etc., toutes affections dont la gravité et l'intensité se trouvent augmentées par les misères, les privations et les blessures de guerre. Ces fléaux morbides ont souvent consommé, bien avant la bataille, la perte des plus belles troupes. Quand on pense que, pendant la dernière guerre, les Allemands n'ont guère perdu que 7,000 hommes par maladies épidémiques, il faut bien rendre à la prophylaxie hygiénique l'hommage qui lui est dû. C'est surtout la période de début des hostilités qui est pénible : le Dr Morache dit que l'on doit s'attendre, à ce moment, à voir les effectifs diminuer très rapidement dans une proportion qui atteint parfois jusqu'au dixième de l'effectif total! On atténuera certainement cette proportion en prenant les précautions hygiéniques que réclame la marche et en perfectionnant les convois de troupes par voies ferrées ou par d'autres modes de transport.

A l'inverse de ce que l'on pense généralement, le rapport entre les tués et les blessés et le nombre des soldats engagés dans une bataille va sensiblement en diminuant, avec les perfectionnements apportés dans l'armement. D'après les statistiques de 1870-71, on voit, en revanche, que les officiers sont aujourd'hui plus exposés : leurs pertes par le feu ont été proportionnellement doubles de celles de nos troupes, tandis que, bien plus que les simples soldats, ils échappaient aux maladies... C'est donc surtout pour la troupe que se vérifie le célèbre adage de Pringle, le père de l'hygiène militaire : *Plus occidit aer quam gladius.*

Malgré les changements apportés à la guerre moderne et les conditions nouvelles que créent les incessants perfectionnements de l'armement, l'hygiène de la marche joue toujours, dans la profession militaire, un rôle primordial. Cette hygiène est, d'ailleurs, sensiblement la même, pour tous les métiers qui nécessitent le pédestrianisme (facteurs ruraux, employés d'octroi et de douane, sergents de ville, etc., etc.). Elle se confond donc avec l'hygiène individuelle dans la section des *applicata*, comme disaient nos anciens.

La question de la chaussure militaire intéresse chacun, par conséquent. La marche, en général, est très pénible dans l'armée, surtout pour les jeunes recrues; elle produit des ampoules, des ulcérations, des cors ou même parfois une affection grave, connue du troupier sous le nom de *fourbure* et que les chirurgiens appellent *tarsalgie des adolescents :* cette affection consiste, au début, dans une crampe, une contracture spasmodique des muscles du pied : elle empêche absolument la marche et finit par causer, dans les tendons, les articulations et les os du tarse, les lésions les plus douloureuses et les plus profondes. La maladie débute, avons-nous dit, par une crampe : cette crampe est généralement causée par une lésion quelconque du pied, qui force le soldat à prendre une marche défectueuse pour éviter la douleur; c'est ce que Verneuil a décrit sous le nom de contracture *par vigilance* ou *par appréhension...*

Nous ne saurions étendre ici la description et le mécanisme des accidents qui empêchent la marche chez le soldat. Le remède immédiat de tous ces accidents est la réforme de la chaussure. Le soulier militaire, fait d'avance, d'après un nombre limite de numéros, s'adapte très mal à la forme des pieds; il est grossier, mal tanné, formé d'empeignes inégales et vicieuses qui refoulent le gros orteil, mal à son aise sur une semelle informe; tout cet appareil défectueux durcit encore à la première averse, gonfle le pied et y amène rapidement des lésions. La guêtre en cuir collabore activement, par sa rigidité et sa mauvaise application, au supplice affreux du soldat et aux divers états pathologiques créés par la marche.

Aussi tous les hygiénistes ont-ils vigoureusement applaudi à la proposition si juste du regretté général Farre, qui aurait substitué, chez nos fantassins, le *brodequin* au soulier. Nous regrettons que l'on ait pu, pour des raisons d'économie, combattre un projet de loi aussi légitime. En matière d'armée, il n'y a pas d'économie, et, tant que nous serons forcés d'en entretenir une, la plus chère sera la meilleure et l'État ne devra pas hésiter à sacrifier, pour l'hygiène militaire, quelques sommes qui paraîtront bien peu dans le chiffre énorme du budget de la guerre.

16.

TABLE ALPHABÉTIQUE

Paris. — Imp. Gauthier-Villars et fils, 55, quai des Grands-Augustins.

ENSEIGNEMENT PROFESSIONNEL

BIBLIOTHÈQUE

DES

PROFESSIONS

INDUSTRIELLES, COMMERCIALES et AGRICOLES

PARIS

J. HETZEL ET Cⁱᵉ, ÉDITEURS

18, RUE JACOB, 18

CATALOGUE E. F.

Bibliothèque des Professions industrielles, commerciales et agricoles

Le premier mérite des volumes qui composent cette ENCYCLO-PÉDIE c'est d'être accessibles par la forme, par le fond et par le prix, aux personnes qui ont le plus souvent besoin d'indications pratiques sur la profession dont elles font l'apprentissage, ou dans laquelle elles veulent devenir plus intelligemment habiles.

A ces personnes, dont le nombre est très grand, il faut des *guides pratiques exacts*, d'un format commode, d'un prix modéré, rédigés avec clarté et méthode, comme est clair et méthodique l'enseignement direct du professeur à l'élève ou celui du maître à l'apprenti. Telle a été la pensée qui a présidé à la publication de la *Bibliothèque des professions industrielles, commerciales et agricoles.*

Elle se compose de *onze séries*, qui se subdivisent comme suit :

A. Sciences exactes. — B. Sciences d'observation. — C. Art de l'Ingénieur. — D. Mines et Métallurgie. — E. Professions commerciales. — F. Professions militaires et maritimes. — G. Arts et métiers, Professions industrielles. — H. Agriculture, Jardinage, etc. — I. Economie domestique, Comptabilité, Législation, Mélanges. — J. Fonctions politiques et administratives, Emplois de l'Etat, Départementaux et Communaux, Services publics. — K. Beaux-arts, Décoration, Arts graphiques.

Les volumes de cette collection sont publiés dans le format grand in-18, la plupart d'entre eux sont illustrés de gravures qui viennent mieux faire comprendre le texte ; des atlas renferment les dessins qui exigent d'être représentés à grandes échelles et avec plus de détails.

L'ENVOI est fait franco pour toute demande dépassant 15 francs et accompagnée de son montant en billets de banque, timbres-poste, mandats-poste, chèques ou mandats à vue sur Paris, coupons de valeur (déduction faite de l'impôt de 3 0/0).

Le prix du port est de 30 centimes pour les volumes de 3 francs et au-dessous ; 40 centimes pour les volumes de 4 francs ; 50 centimes pour les volumes de 5 et 6 francs ; — 60 centimes pour les volumes au-dessus de ce prix.

NOTA. — Les ouvrages marqués d'un ✳ ont été choisis par le ministère de l'Instruction publique pour faire partie des catalogues des bibliothèques publiques scolaires. Le deuxième *, plus petit, désigne les ouvrages choisis pour être distribués en prix.

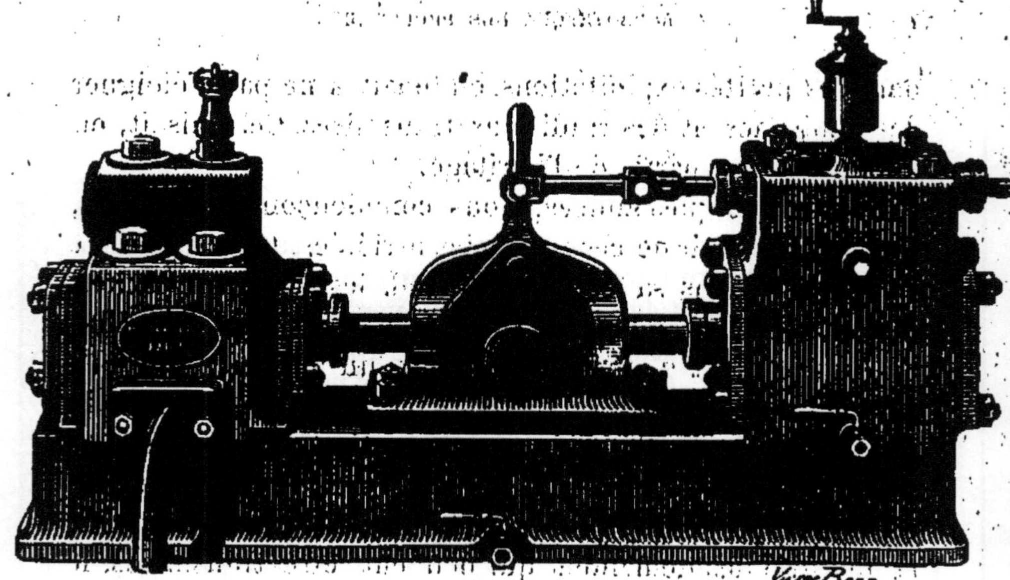

Figure spécimen du *Guide pratique de l'ouvrier mécanicien*. (Voir page 44.)

BIBLIOTHÈQUE DES PROFESSIONS

industrielles, commerciales et agricoles

Parmi les bibliothèques spéciales, techniques plutôt, qui tiennent ou commencent à tenir une si grande place dans la librairie contemporaine, il faut citer au premier rang la *Bibliothèque des Professions industrielles, commerciales et agricoles*, mise en vente par la librairie Hetzel, et qui comprend déjà 121 ouvrages formant 128 volumes. Le champ est vaste de toutes les connaissances exigées, ou qui devraient l'être, par ceux, — et le nombre en est de plus en plus considérable, — qui se destinent à l'industrie, au commerce ou à l'agriculture. Autrefois, il n'y a pas longtemps encore, la seule science à peu près reconnue était la routine. En tout, partout, dans les grandes comme dans les petites exploitations, on tenait à ne pas s'éloigner des habitudes et des traditions transmises. Cela faisait, en quelque sorte, partie de l'héritage.

Depuis quelques années, nous commençons, en France, à nous affranchir de ces méthodes arriérées. C'était bon de s'enfermer dans sa coquille quand les communications étaient difficiles, quand on se suffisait, pour ainsi dire, chacun chez soi, et quand on n'avait qu'un médiocre intérêt à suivre les progrès de l'industrie, par exemple, puisque la production répondait à la consommation. Aujourd'hui, ce n'est plus tout à fait cela; c'est à qui fera le mieux, et, en même temps, fera le plus vite. La rapidité des transports, la rapidité des demandes qui peuvent être transmises, le même jour, d'un bout du monde à l'autre, ont provoqué une concurrence presque sans limites, et c'est tant pis pour ceux qui, s'en tenant aux vieux moyens, n'ont à leur service qu'un outillage inférieur. N'en pourrait-on dire autant pour l'agriculture, si complètement transformée depuis quelques années ? et même pour le commerce, dont les relations, au lieu d'être limitées, confinées dans un certain rayon, sont aujourd'hui universelles ?

Quoi de plus naturel que d'étudier les conditions nouvelles auxquelles sont soumises les industries diverses, les transactions commerciales, les exploitations agricoles ? Et en même temps, quoi de plus curieux, pour cette partie du public éclairé et qui aime d'autant plus à s'instruire, que l'étude rendue claire et facile, de ces trois choses qui sont les bases mêmes de la fortune d'un pays ? Les spécialistes n'ont qu'à choisir, dans les rayons de cette bibliothèque, pour trouver aussitôt ce qui les concerne et les intéresse. Autant de branches de la science, autant de traités particuliers, composés et écrits par les savants les plus autorisés et les professeurs les plus compétents.

La collection comprend onze séries consacrées à des ouvrages spéciaux, mais réunis tous, cependant, par un lien commun. Ainsi, il y a une série pour les sciences exactes, une autre pour les sciences d'observation. Dans la troisième, se trouve traité, sous ses différents aspects, l'art de l'ingénieur ; la quatrième s'occupe des mines et de la métallurgie. Ici sont étudiées les machines motrices ; là les professions militaires et maritimes. Plus loin, sous la rubrique Arts et Métiers, sont passées en revue les professions industrielles ; puis enfin l'agriculture, le jardinage et tout ce qui s'y rattache, l'étude des eaux, des bois et forêts, et enfin l'économie domestique. On voit tout ce qui peut tenir de traités particuliers dans cette nomenclature générale. Chacun a son volume, accompagné de dessins explicatifs et de figures, quand il est nécessaire, pour les mieux mettre à la portée du public.

Il est aisé de comprendre qu'une telle collection ne peut pas être exactement limitée, par la raison bien simple qu'elle doit se tenir à la hauteur du mouvement, c'est-à-dire du progrès, et tenir compte des inventions nouvelles qui, sans bouleverser de fond en comble les systèmes adoptés, les transforment en partie, ou tout au moins les modifient. Telle qu'elle est, on peut la considérer déjà comme supérieure à tout ce qui existe dans le même ordre d'idées. Le cadre général est plus vaste et peut s'élargir encore ; quant aux traités particuliers, comment n'offriraient-ils pas toutes les garanties désirables, grâce aux noms des spécialistes qui les ont rédigés? La physique, la chimie, les sciences naturelles, d'un côté, la géométrie, l'algèbre, de l'autre, sont enseignées de la façon la plus claire, et, ce qu'il ne faut pas oublier, par des moyens mis à la portée des gens du monde désireux d'acquérir des connaissances au moins superficielles sur toutes choses.

Ce qui caractérise notre époque est un immense besoin de savoir. On veut au moins des notions sur toutes choses. Comment les propriétaires, par exemple, pourraient-ils se rendre compte des engagements imposés à leurs fermiers, s'ils n'étaient, eux-mêmes, au fait des exigences de l'agriculture ? Et il en est partout ainsi.

Cette bibliothèque répond donc à un besoin réel, à un moment où la machine remplace de plus en plus les bras et où le mécanicien fait des progrès constants. Rien de plus clair et de plus complet n'a été fait jusqu'à ce jour, ni de plus réellement utile. C'est l'encyclopédie du dix-neuvième siècle, qui se recommande aussi bien par la variété des sujets que par la valeur propre de chacun d'eux, où l'on trouve, en même temps que les vues d'ensemble, les guides pratiques de toutes les industries en exploitation et de toutes les professions et métiers. Nous ne saurions trop la recommander aux gens du monde curieux de notions générales, ainsi qu'aux personnes désireuses d'apprendre ou d'approfondir une spécialité.

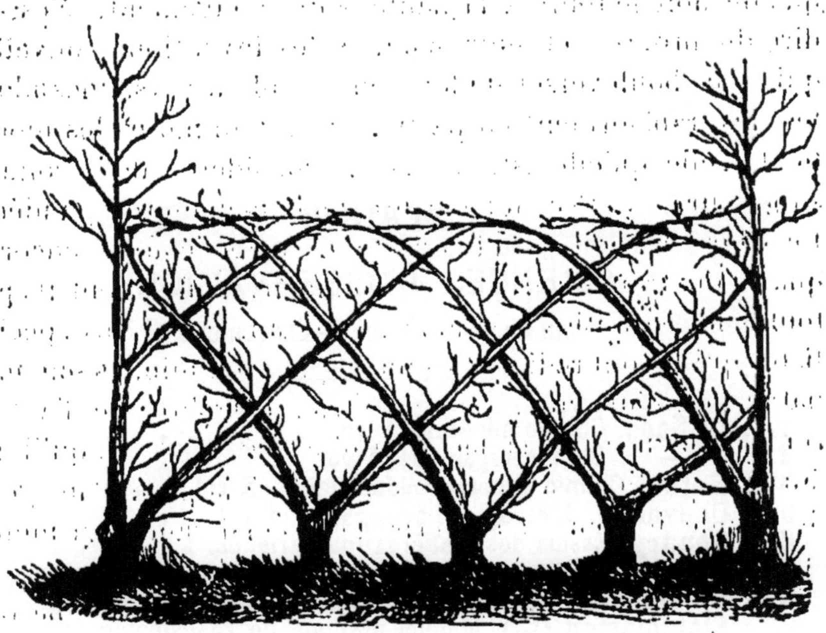

Gravure spécimen du *Manuel pratique de Jardinage.* (Voir page 40.)

LISTE DES OUVRAGES

PAR ORDRE DE SÉRIE

SÉRIE A

SCIENCES EXACTES

1. P. Leprince. Principes d'algèbre. 1 vol. . . . . . . 4 »
2. Lenoir. Calculs et comptes faits. . . . . 4 »
3-4. Ch. Rozan. Leçons de géométrie. 1 vol., 4 fr., et un atlas, 2 fr. — L'ouvrage complet. . . . . 6 »
5-6. Ortolan et Mesta. Dessin linéaire. 1 vol., 4 fr., et un atlas, 2 fr. — L'ouvrage complet. . . . . 6 »

SÉRIE B

SCIENCES D'OBSERVATION

CHIMIE — PHYSIQUE — ÉLECTRICITÉ

1. Dr Sacc. Chimie minérale. 1 vol. . . . . 3 »
2. ——— Chimie organique. 1 vol . . . . 3 »
3-4. Hetet. Chimie générale élémentaire. 2 vol. . . . . . 10 »
5. Chevalier. L'étudiant photographe. 1 vol. . . . . . 3 »
6. Gaudry. Essais des matières industrielles. 1 vol. . . . 4 »
7. B. Miége. Télégraphie électrique. 1 vol. . . . . . . 2 »
8. Du Temple. Introduction à l'étude de la physique. 1 vol. 4 »
9. Flammarion (C.). Manuel pratique de l'astronome (*en préparation*). . . . . »
10. Frésenius et Will. Potasses, soudes. 1 vol. . . . . . 2 »
11. Liebig. Introduction à l'étude de la chimie. 1 vol. . . 3 »
12. J. Brun. Fraudes et maladies du vin. 1 vol. . . . . 3 »

13.   Dr **Lunel**. Les falsifications. 1 vol. . . . .   4 »
14-15. **Noguès**. Minéralogie appliquée. 2 volumes à 4 fr. . .   8 »
16.   **Du Temple**. Transmission de la pensée et de la voix. 1 vol.   4 »
17.   **Snow-Harris**. Leçons d'électricité. 1 vol. . . . . . .   3 »
18.   **Laffineur**. Hydraulique et hydrologie. 1 vol. 3 50
19-20. **R. Clausius**. Théorie mécanique de la chaleur. 2 volumes à 4 fr. . . . .   8 »

SÉRIE C

ART DE L'INGÉNIEUR

PONTS ET CHAUSSÉES — CHEMINS DE FER — CONSTRUCTIONS CIVILES

1.   **Guy**. Guide du géomètre arpenteur. 1 vol. . . . . . .   4 »
2-3. **Birot**. Guide du conducteur des Ponts et Chaussées et de l'agent voyer.
     Première partie. Ponts. 1 vol. . . . .   4 »
     Deuxième partie. Routes. 1 vol. . . . .   4 »
4.   **G. Cornet**. Album des chemins de fer. 1 vol. . . . .   10 »
5.   **Viollet-le-Duc**. Comment on construit une maison. 1 vol. . . . .   4 »
6.   **Viollet-le-Duc**. Introduction à l'étude de l'architecture (*en préparation*) . . . .   » »
7.   **Pernot**. Guide du constructeur. 1 vol . . . .   4 »
8.   **Frochot**. Cubage et estimation des bois. 1 vol . . . .   4 »
10.   **Demanet**. Maçonnerie. 1 vol. (*épuisé*) . . . .   » »
11.   **Laffineur**. Roues hydrauliques. 1 vol. 3 50
12.   **Dinée**. Engrenages. 1 vol. 3 50
13.   Dynamite et agents explosifs (*en préparation*) . . . .   » »
19-20. **Bouniceau**. Constructions à la mer. 1 vol. et 1 atlas. .   18 »
21.   **Emion**. Exploitation des chemins de fer. Voyageurs et Bagages. 1 vol. . . . .   4 »
22.   **Emion**. Exploitation des chemins de fer. Marchandises. 1 vol. . . . .   4 »

SÉRIE D

MINES ET MÉTALLURGIE

GÉOLOGIE — HISTOIRE NATURELLE

1.   **Dana**. Manuel du Géologue. 1 vol. . . . .   4 »
3.   **D.-L.** Métallurgie pratique. 1 vol. . . . .   4 »

SÉRIE E

PROFESSIONS COMMERCIALES

SÉRIE F

PROFESSIONS MILITAIRES ET MARITIMES

SÉRIE G

ARTS ET MÉTIERS

PROFESSIONS INDUSTRIELLES

SÉRIE H

AGRICULTURE

JARDINAGE. — HORTICULTURE. — EAUX ET FORÊTS.
CULTURES INDUSTRIELLES. — ANIMAUX DOMESTIQUES. — APICULTURE.
PISCICULTURE.

SÉRIE I

ÉCONOMIE DOMESTIQUE

COMPTABILITÉ. — LÉGISLATION. — MÉLANGES

12.	Emion. Manuel des expropriés. 1 vol.	1 »
14.	Lunel. Hygiène et médecine usuelle. 1 vol.	2 »
16.	J. d'Omalius d'Halloy. Manuel d'Ethnographie. 1 vol.	4 »

SÉRIE J

FONCTIONS POLITIQUES & ADMINISTRATIVES

EMPLOIS DE L'ÉTAT, DÉPARTEMENTAUX, COMMUNAUX
SERVICES PUBLICS

	Mortimer d'Ocagne. Les grandes Écoles de France.	
1.	Services de l'État. 1 vol.	4 »
2.	Carrières civiles. 1 vol.	4 »
3.	**J. Albiot** (*Code départemental*). Manuel des Conseillers généraux. 1 vol.	4 »
4.	Manuel des Conseillers communaux. 1 vol. (*en préparation*)	» »
5.	**Mortimer d'Ocagne.** Choix d'une carrière (*en préparation*)	» »
6.	**Lelay (E.).** Lois et règlements sur la Douane. 1 vol.	4 »
7.	**Laffolay.** Nouveau manuel des octrois. 1 vol.	4 »

SÉRIE K

BEAUX-ARTS — DÉCORATIONS
ARTS GRAPHIQUES

1.	**Carteron.** Introduction à l'étude des Beaux-Arts (*en préparation*)	» »
2.	**Viollet-le-Duc.** Comment on devient dessinateur. 1 vol.	4 »
3.	**Pellegrin.** Perspective. 1 vol.	2 »

Le cartonnage toile de chaque volume se paye 0,50 c. en plus
des prix indiqués.

TABLE DES MATIÈRES

BIBLIOTHÈQUE DES PROFESSIONS

INDUSTRIELLES, COMMERCIALES ET AGRICOLES

Collection de volumes grand in-18

BIBLIOGRAPHIE RAISONNÉE

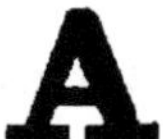

ACCLIMATATION DES ANIMAUX DOMES-TIQUES (*Guide pratique de l'*), étude des animaux destinés à l'acclimatation, la naturalisation et la domestication : Animaux domestiques, méthodes de perfectionnement, mammifères, oiseaux, poissons, insectes, précédée de considérations sur les climats et de l'Exposé des classifications d'histoire naturelle, etc., par le docteur LUNEL, 1 volume avec figures dans le texte. . . . . 3 fr.

M. le docteur Lunel a résumé les notions concernant l'acclimatation disséminées dans un grand nombre d'ouvrages volumineux. Ce livre sera consulté avec fruit par toutes les personnes qu'intéresse la grande question de l'acclimatation. Il peut être considéré comme un guide sûr dans les jardins d'acclimatation où sont réunies toutes les races d'animaux indigènes et étrangères, et il donne

d'une manière concise et substantielle les notions usuelles nécessaires pour
l'étude des animaux destinés à l'acclimatation, la naturalisation et la domestication.

ACIDES (Voir Chimie, page 24, et Potasses, page 54).

ACIER (*Guide pratique de l'emploi de l'*), ses pro-
priétés, avec une introduction et des notes de Ed. GRA-
TEAU, ingénieur civil des mines, par J.-B.-J. DESSOYE,
ancien manufacturier, 1 volume................. 4 fr.

Ce livre constitue une véritable monographie de l'acier. M. Dessoye prend
l'art de fabriquer l'acier à son origine et nous montre ses progrès. Il signale
la nature et les propriétés natives de l'acier, en indique les différents modes
d'élaboration et termine son guide par une étude sur l'emploi de l'acier dans les
manipulations qu'on lui fait subir. Comme le fait remarquer M. Grateau dans sa
savante introduction, ce livre s'adresse à tous ceux qui sont appelés à acheter
et à consommer de l'acier d'une qualité quelconque, sous toute forme, et il
devra être consulté par tous les praticiens.

Extrait de la table. — Considérations préliminaires. — Etudes historiques
sur la fabrication de l'acier. — Etudes générales sur l'existence des propriétés
natives. — Etudes sur l'emploi de l'acier, considéré dans ses propriétés caractéristiques. — De l'emploi de l'acier considéré dans les manipulations qu'on lui
fait subir.

ACIER (*Traité de l'*), théorie métallurgique, travail
pratique, propriétés et usages, par H.-C. LANDRIN fils,
ingénieur civil, 1 volume, avec figures........ 4 fr.

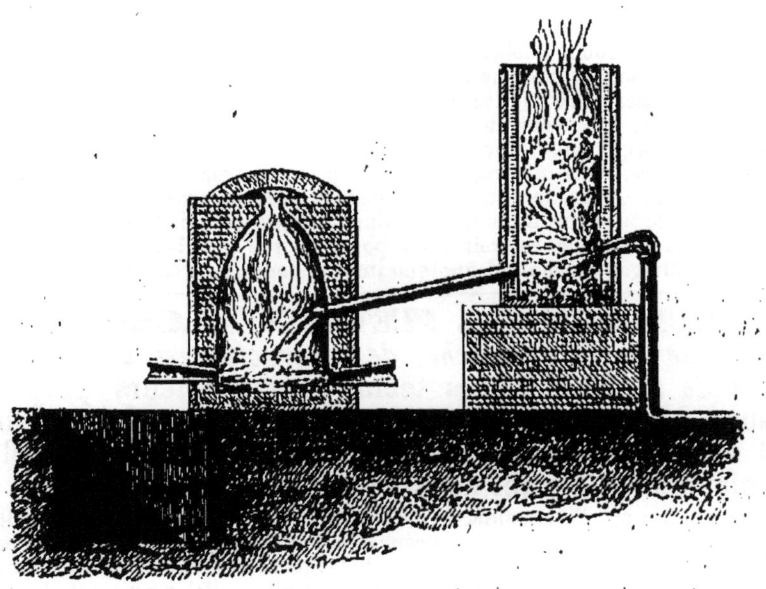

Figure spécimen du *Traité de l'acier.*

Les deux ouvrages de MM. Landrin et Dessoye se complètent l'un par l'autre.
Ils donnent au complet la fabrication et l'emploi de l'acier. Nous avons dit, en

parlant de celui de M. Dessoye, en quoi consistait son étude; nous allons, par un extrait de la table des matières du livre de M. Landrin, indiquer en quoi il complète le précédent. — Histoire de l'acier, sa découverte, sa métallurgie dans l'antiquité et dans les différentes contrées. — De la chaleur, de l'oxygène, du soufre, de la chaux, des minerais de fer, des combustibles. — De l'acier et de sa théorie. — Théorie de Réaumur, docimasie. — Métallurgie, acide, naturel, acier de fonte, acier puddlé, acier cimenté, acier de fusion, acier du Wootz.

Nouveaux procédés : Procédé Chenot, procédé Bessemer, procédé Taylor, procédé Uchatuis, acier damassé. *Etoffes* : Travail de l'acier, raffinage, soudure, recuit à la forge, trempe, recuit à la trempe, écrouissage. *Propriétés de l'acier:* Des limes, du fil d'acier, des aiguilles, tôle d'acier, des scies.

AGENT VOYER (Voir Ponts et Chaussées, page 53).

AGRICULTURE GÉNÉRALE (*Guide pratique d'*), par A. GOBIN, 1 vol. — En réimpression. —

ALGÈBRE (*Principes d'*), par Paul LEPRINCE, ingénieur, ancien élève de l'Ecole d'arts et métiers de Châlons-sur-Marne, 1 volume avec figures . . . . . 4 fr.

Un ouvrage de ce genre n'a pas encore été publié. Il indique les moyens les plus prompts et les plus simples à employer pour parvenir à la solution des problèmes. Il ne comprend que la marche pratique à suivre en algèbre pour arriver aux formules appliquées dans l'industrie en général.

ALLIAGES MÉTALLIQUES (*Guide pratique des*), par A. GUETTIER, ingénieur, directeur de fonderies, etc. 1 volume . . . . 3 fr.

Après avoir donné quelques explications préliminaires sur les propriétés physiques et chimiques des métaux et des alliages, l'auteur examine au point de vue des alliages entre eux les métaux spécialement industriels, c'est-à-dire d'un usage vulgaire très répandu (cuivre, étain, zinc, plomb, fer, fonte, acier). Il donne ensuite quelques indications générales sur les métaux appartenant aux autres industries, mais n'occupant qu'une place secondaire (bismuth, antimoine, nickel, arsenic, mercure), et sur des métaux riches appartenant aux arts ou aux industries de luxe (or, argent, aluminium, platine); enfin, il envisage les métaux d'un usage industriel restreint, au point de vue possible de leur association avec les alliages présentant quelque intérêt dans les arts industriels.

ALUMINIUM et MÉTAUX ALCALINS (*Guide pratique de la recherche, de l'extraction et de la fabrication de l'*). Recherches techniques sur leurs propriétés, leurs procédés d'extraction et leurs usages, par Charles et Alexandre TISSIER, chimistes-manufacturiers. 1 volume, 1 planche et figures dans le texte . . . . 3 fr.

Les notions sur l'aluminium se trouvaient disséminées dans des recueils nombreux publiés en France et à l'étranger. Les auteurs de ce guide ont eu l'idée de faire de ces notions éparses un tout homogène dans lequel, après avoir retracé l'historique de la préparation des métaux alcalins, ils esquissent l'histoire de la préparation de l'aluminium. Des chapitres spéciaux sont consacrés à la fabrication industrielle et aux propriétés physiques et chimiques de ce nouveau métal, qui a conquis très rapidement une grande place dans l'industrie.

AMIDONNIER (Voir Féculier et Amidonnier, p. 34).

ANIMAUX (Voir Habitations des Animaux, page 37).

ANIMAUX DOMESTIQUES (Voir Acclimatation des Animaux domestiques, page 13).

ARCHITECTURE (*Introduction à l'étude de l'*), par Viollet-le-Duc. — **En préparation.** —

ARCHITECTURE NAVALE (*Guide pratique d'*) à l'usage des capitaines de la marine du commerce, appelés à surveiller les constructions et les réparations de leurs navires, par Gustave Bousquet, capitaine au long cours, ingénieur, 1 volume avec figures dans le texte . . . . 2 fr.

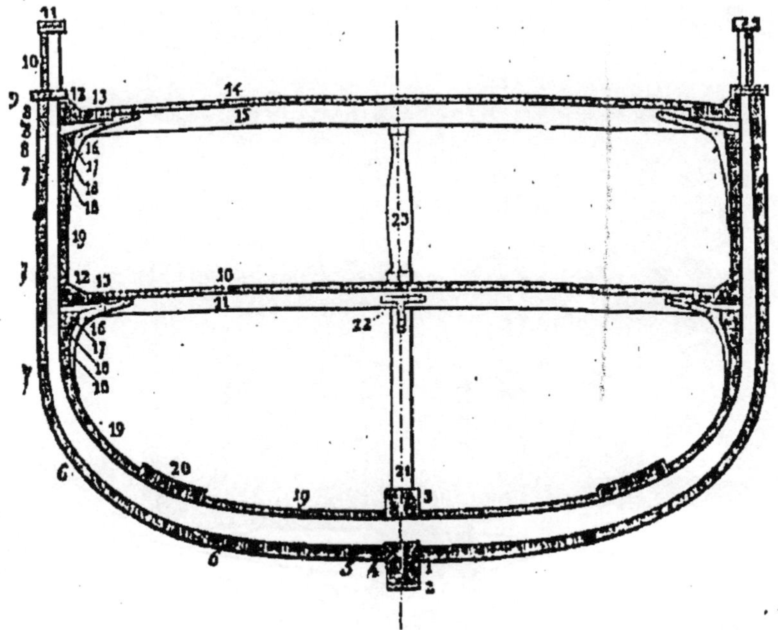

Figure spécimen du *Guide pratique d'architecture navale.*

Dans la *première partie*, l'auteur traite de la connaissance des cales, c'est-à-dire l'endroit où doit être réparé le navire. — Droit et tour d'une pièce. — Écarts. — Quille. — L'étrave. — L'étambot. — L'assemblage des couples, etc.

Dans la *deuxième partie*, nous avons les revêtements intérieurs. — La lisse. — Les carlingues. — Les livets. — Bauquières. — Barrots. — Épontilles, etc.

Puis les revêtements extérieurs. Préceintes, bordées, bois étuvés, chevillage, clous, calfatage, panneaux ou écoutilles, etc.

Cet abrégé très sommaire des matières contenues dans ce volume suffira pour faire comprendre que sa lecture ne peut être que très profitable.

ASTRONOMIE (*Manuel pratique de l'*), par Camille Flammarion. *L'art d'observer le ciel et de se servir des instruments d'optique.* 1 volume. — **En préparation.** —

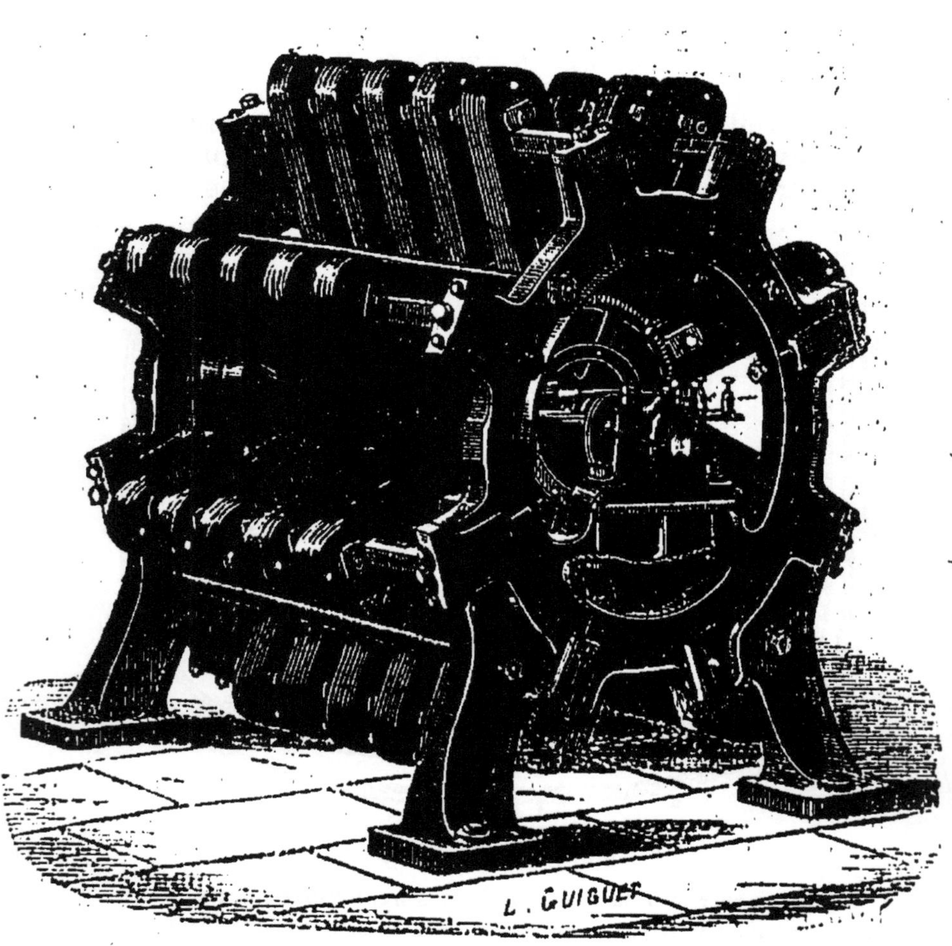

Figure spécimen de l'*Ingénieur électricien*. (Voir page 32.)

B

BEAUX-ARTS (*Introduction à l'étude des*). 1 volume. — En préparation. —

BERGERIES (voir Habitation des animaux, page 37).

BETTERAVE (*Traité pratique de la culture et de l'alcoolisation de la*). Résumé complet des meilleurs travaux faits jusqu'à ce jour sur la betterave et son alcoolisation, renfermant toutes les notions nécessaires au cultivateur et au distillateur, ainsi que l'examen des méthodes de pulpation, de macération, de fermentation et de distillation employées aujourd'hui. 3ᵉ édition corrigée et considérablement augmentée, par N. BASSET. 1 volume avec figures dans le texte. 3 fr.

Avant de donner au public cette nouvelle édition, l'auteur avait étudié à fond les principales questions relatives à la culture, à la distillation de la betterave, afin d'apporter son contingent à la grande question de la transformation agricole, par les données que l'expérience lui a fournies. Il a voulu mettre sous les yeux des agriculteurs et des distillateurs les faits techniques, scientifiques et pratiques, dans la plus grande simplicité d'expression. Il examine avec impartialité les différents systèmes : Champenois, Kessler, Dubrunfaut, etc.

BIÈRE (Voir Brasseur, page 20).

BIJOUTIER (*Guide pratique du*). Application de l'harmonie des couleurs dans la juxtaposition des pierres précieuses, des émaux et de l'or de couleur, par L. MOREAU, bijoutier et dessinateur. 1 volume avec 2 planches coloriées . . . . 2 fr.

Ce petit livre est une protestation hardie contre l'esprit de routine. L'auteur a réuni les données fournies par la science sur l'harmonie et le contraste des couleurs, et comparant ces données aux observations faites dans la pratique du métier, il a formé une théorie applicable à la bijouterie.

BOIS EN FORÊTS (*Carbonisation des*), par E. DROMART, ingénieur civil, 1 volume avec figures et 1 planche . . . . 4 fr.

Extrait de la table des matières : Bois. — Charbon de bois. — Carbonisation des meules en forêts. — Carbonisation des bois à goudron. — Appareils à vases clos. — Appareils à vapeur surchauffée. — Carbonisation des bois durs, des tiges de bruyère. — Analyse des charbons.

BOIS (*Guide théorique et pratique de Cubage et d'Estimation des*) à l'usage des propriétaires, régisseurs, marchands de bois, gardes forestiers, etc., etc., par Alexis FROCHOT, sous-inspecteur des forêts, etc. 2ᵉ édition. 1 volume, tableaux et 14 figures et 1 planche graphique donnant les tarifs de cubage des arbres sur pied et des arbres abattus. . . . . 4 fr.

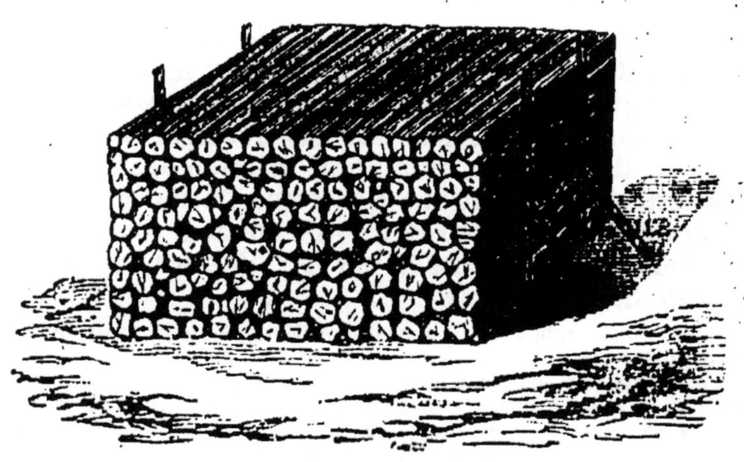

Figure spécimen du *Guide de cubage et d'estimation des bois.*

Extrait de la table des matières. — **Cubage des bois abattus.** Bois en grume, bois ronds, bois méplats, bois équarris, bois de feu : exécution des calculs de cubage. — **Cubage des bois sur pied.** — Mesures des hauteurs : 1° au dentromètre ; 2° à vue d'œil ; 3° mesure des diamètres. — Cubage des résineux. — **Estimation des bois sur pied en matière,** bois de charpente, étais, perches de mines, poteaux télégraphiques, sciage, traverses de chemins de fer, bois de fente, bois de feu, écorces, frais de transport et d'exploitation. — Estimation en argent. — **Estimation des forêts en fonds et superficie.** — Exposé de la méthode, bois susceptibles de revenus égaux et périodiques, bois donnant des revenus inégaux. — Procédés de calcul à employer. — Applications, tarifs linéaires, renseignements bibliographiques.

BOTANIQUE (* *Traité pratique et élémentaire de*) appliquée à la culture des plantes, par Léon LEROLLE, ancien élève de l'École d'agriculture de Grand-Jouan, membre de la Société d'horticulture de Marseille, 1 volume, 108 figures dans le texte. . . . . 4 fr.

Extrait de la table : De la germination des graines, choix et conservation des graines. — De la végétation des plantes, des bourgeons. — Phénomènes souterrains, phénomènes aériens, phénomènes anatomiques de la végétation. — Nutrition des végétaux, nature des substances absorbées par les racines, sécrétion, transpiration. — Agents essentiels de la végétation. — De la reproduction des plantes, du périanthe, des étamines, du pistil, des ovules. — Floraison. — Fécondation. — Fructification. — Granification.

BRASSEUR (*Guide du*) ou *l'Art de faire de la Bière*, par G.-J. MULDER, professeur à l'Université d'Utrecht. Traité élémentaire théorique et pratique. La bière, sa composition chimique, sa fabrication, son emploi comme boisson, traduit de l'allemand et annoté par L.-F. Dubief, chimiste, nouvelle édition revue et corrigée, par M. Ch. BAYE. 1 vol. . . . . 4 fr.

M. Mulder a tâché d'analyser tous les écrits qui ont été publiés sur ce sujet pour en tirer la quintessence en y apportant de son propre fond. C'est un travail consciencieusement écrit, fruit de laborieuses études dont le brasseur pourra faire son profit.

BRIS ET NAUFRAGES (*Nouveau code des*), ou sûreté et sauvetage maritime, publié avec l'autorisation du ministre de la Marine et des Colonies, par J. TARTARA, commissaire ordonnateur de la marine en Algérie, 1 volume . . . . 4 fr.

C

CAFÉIER ET CACAOYER (Voir Cultures exotiques, page 28).

CAISSIER (*Manuel du*). Traité théorique et pratique des PAYEMENTS et RECETTES. — **En préparation.** —

CALCULS ET COMPTES FAITS à l'usage des industriels en général et spécialement des mécaniciens, charpentiers, serruriers, chaudronniers, toiseurs, arpenteurs, vérificateurs, etc. Troisième édition complètement refondue des calculs faits de A. LENOIR, par Joseph VINOT. 1 volume et tableaux . . . . 4 fr.

Son objet est d'éviter aux chefs d'atelier une foule de calculs souvent assez difficiles à résoudre; enfin c'est un aide-mémoire qui est appelé à rendre de grands services par le temps qu'il fait économiser. Il se divise comme suit : 1º Arithmétique. — 2º Conversion — 3º Physique. — 4º Mécanique. — 5º Frottements, résistances. — 6º Cubage des métaux. — 7º Cubage des bois. — 8º Tables commerciales.

CALLIGRAPHIE. Cours d'écriture avec 32 planches, par L. BAUDE, 1 vol. . . . . 4 fr.

SOMMAIRE : Objets et instruments nécessaires pour écrire. — Formes et variante de l'écriture anglaise. — De la manière de tenir la plume. — Principes généraux de l'écriture anglaise. — Des différentes grosseurs d'écriture. — Majuscules. — Minuscules. — Chiffres. — De l'expédiée ou cursive anglaise. — Des écritures fortes : Bâtarde, Coulée, Ronde et Gothique. — *De l'emploi dans l'écriture des accents, de la ponctuation et autres signes.*

CANARDS (Voir Oies et Canards, page 48).

CANNE A SUCRE (Voir Cultures exotiques, page 28).

CARBONISATION DES BOIS (Voir Bois, page 18).

CARTON (Voir Papier et Carton, page 50).

CENDRES (Voir Potasses, page 54).

CHALEUR (*Théorie mécanique de la*), traduit de l'allemand par F. FOLIE, professeur à l'École industrielle, et répétiteur à l'École des mines de Liège, par R. CLAUSIUS, professeur à l'Université de Wurtzbourg. 2 vol. à 4 fr., 8 fr.

CHARCUTERIE PRATIQUE (*La*), par Marc BERTHOUD, ancien charcutier, ex-président de la corporation des charcutiers de Genève. 2ᵉ édition. 1 volume avec 74 figures. . . . . 4 fr.

EXTRAIT DE LA TABLE DES MATIÈRES. — *1ʳᵉ partie* : Le porc, différentes races, élevage, engraissement, maladies, transports. — Locaux, appareils, ustensiles. — Condiments, accessoires. — Abatage du porc, utilisation des différentes parties du porc, salaison, désalaison. — Premières manipulations. — *2ᵉ partie* : Charcuterie proprement dite : Andouilles, andouillettes, boudins, saucisses, saucissons, jambons, petites pièces chaudes et froides. — Grosses pièces froides. — Sauces, accessoires. — Cochon de lait, sanglier. — Pâtisserie. — Terrines. — Décoration. — Conservation des viandes, conserves. — *3ᵉ partie* : Charcuterie allemande : saucisses, produits divers.

CHARPENTIER ✳ (*Le livre de poche du*), application pratique à l'usage des CHANTIERS, des ÉLÈVES DES ÉCOLES PROFESSIONNELLES, etc., par J.-F. MERLY, charpentier, entrepreneur de travaux publics, membre de la

Société industrielle d'Angers, etc. Collection de 140 ÉPURES, 1 vol. 287 pages de texte et planches en regard. . . . 4 fr.

M. Merly n'est pas un savant qui doit s'efforcer d'oublier la technologie de l'école pour parler le langage ordinaire de la plupart de ses auditeurs ; M. Merly est, au contraire, un ouvrier, un homme pratique, qui a cherché à se faire comprendre par les compagnons de travail auxquels il s'adressait, et qui est arrivé à des démonstrations si claires, à des explications si naturelles, que les théoriciens eux-mêmes ont bientôt eu à s'inspirer de ses travaux. Rien de plus net que ses dessins, rien de plus simple que ses préceptes : c'est en quelque sorte en se jouant qu'il arrive aux épures les plus compliquées. — C'est le résumé des cours faits par M. Merly à ses compagnons charpentiers.

CHASSEUR MÉDECIN (*Le*), ou traité complet sur les maladies du chien, par M. Francis CLATER, vétérinaire anglais, traduit de l'anglais sur la 27ᵉ édition. 3ᵉ édition française, corrigée et augmentée, par M. Mariot-Didieux. 1 volume. . . . . 2 fr.

Le succès que ce livre a eu en Angleterre (vingt-sept éditions) dispense de tout commentaire. Le guide que nous avons placé dans notre Bibliothèque en est la troisième édition française. M. Mariot-Didieux, le savant vétérinaire, en acceptant la revision de cette édition, s'est attaché à supprimer dans le texte original des formules trop compliquées, à en simplifier d'autres et en ajouter de nouvelles. Ainsi entièrement refondu, l'ouvrage est véritablement un traité complet sur les maladies du chien, traité auquel un chapitre sur l'art de mégisser les peaux pour en faire des tapis sert de complément.

CHAUFFEUR (*Manuel du*), guide pratique à l'usage des mécaniciens, des chauffeurs et des propriétaires de machines à vapeur; exposé des connaissances nécessaires, suivi de conseils afin d'éviter les explosions des chaudières à vapeur, par JAUNEZ, ingénieur civil. 3ᵉ édition revue et corrigée. 1 vol., 37 figures dans le texte et 1 planche. 2 fr.

Cet ouvrage est spécialement destiné aux chauffeurs, comme l'indique son titre. Les bons chauffeurs pour l'industrie privée sont rares et, par conséquent, recherchés. Les personnes qui ont des machines à vapeur ne sont que trop souvent obligées d'employer pour chauffeurs des hommes qui manquent non seulement des connaissances indispensables pour remplir un tel emploi, mais quelquefois même de la moindre instruction pratique. Dans de telles circonstances, il y a évidemment danger, et c'est pourquoi nous avons publié cet ouvrage, afin qu'il soit mis dans les mains de tous les ouvriers qui, sans savoir le premier mot de la théorie de la chaleur ni de la mécanique, seront à même, après l'avoir lu attentivement, de conduire une machine à vapeur. Cet ouvrage doit être dans leurs mains comme un catéchisme qui viendra leur apprendre leur métier.

Extrait de la table des matières : — Pression de l'air. — Baromètre. — Compression de l'air. — Pompes. — Du calorique. — Thermomètre. — Quantité d'eau nécessaire à la condensation de l'eau. — De la vapeur d'eau. — Des moyens pour connaître la force de la vapeur. — Manomètre. — Soupapes de sûreté. — Conduite du feu. — Chaudière. — Giffard. — Incrustations et dépôts dans les chaudières. — Des soins et de l'entretien des machines à vapeur. — Résumé des moyens ayant pour but d'éviter les explosions. — Mise en marche des machines à vapeur. — Renseignements généraux, etc.

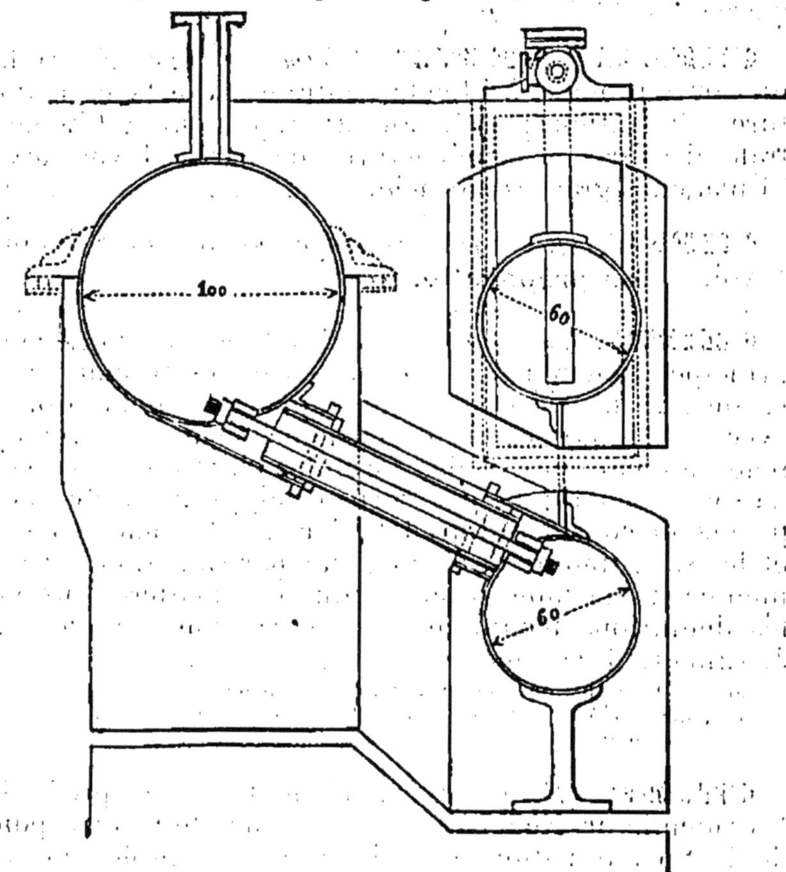

Figure spécimen du *Manuel du Chauffeur*.

CHEMINS DE FER (*Traité de l'exploitation des*), ouvrage composé de deux parties, précédé d'une préface de M. Jules FAVRE, par Victor EMION.

PREMIÈRE PARTIE. — **VOYAGEURS ET BAGAGES.** . 4 fr.

DEUXIÈME PARTIE. — **MARCHANDISES.** . . . . . . 4 fr.

Aujourd'hui que tout le monde voyage, le manuel de M. V. Emion est devenu un guide indispensable. Il fait connaître à chacun ses droits et ses devoirs vis-à-vis des compagnies: il prend le voyageur chez lui, le mène à la gare, le suit à son départ, pendant sa route, à son arrivée, et le ramène à son domicile; il prévoit toutes les difficultés, toutes les contestations, et en donne la solution fondée sur la loi, les règlements, la jurisprudence et l'équité.

Dans la seconde partie, M. Emion traite avec beaucoup de détails l'organisation du service des marchandises, les tarifs, les formalités exigées pour la remise des marchandises en gare, l'expédition, la livraison, enfin tout ce qui concerne les actions à intenter aux compagnies, soit pour avaries, soit pour retard, perte, négligence, etc.

CHEMINS DE FER (*Album des*), résumé graphique du cours professé à l'Ecole centrale des arts et manufactures. 4° édition, par G. CORNET, répétiteur à l'École centrale des arts et manufactures de Paris. 1 vol. texte et 74 planches gravées sur acier . . . . 10 fr.

CHEVAL (*Élevage et dressage du*), par de SOURDEVAL. 1 vol. — En préparation. —

CHIMIE (*Introduction à l'étude de la*), contenant les principes généraux de cette science, les proportions chimiques, la théorie atomique, le rapport des poids atomiques avec le volume des corps, l'isomorphisme, les usages des poids atomatiques et des formules chimiques, les combinaisons isomériques des corps catalyptiques, etc., accompagnée de considérations détaillées sur les acides, les bases et les sels, traduit de l'allemand par Ch. GÉRHARDT, augmentée d'une table alphabétique des matières présentant les définitions techniques et les relations des corps, par J. LIEBIG. 1 volume . . . . 3 fr.

L'accueil favorable que cette traduction a rencontré en France rappelle le succès obtenu en Allemagne par l'édition originale de l'illustre savant, considéré à juste titre comme l'un des princes de la chimie moderne.

CHIMIE (*Éléments de*), par le Dr SACC, professeur à l'Académie de Neuchâtel (Suisse), membre correspondant de la Société nationale de l'agriculture, professeur à Genève, etc. 2 volumes.

PREMIÈRE PARTIE. — **CHIMIE MINÉRALE** ou synthétique. 1 vol . . . . 3 fr. »
SECONDE PARTIE. — **CHIMIE ORGANIQUE** ou asynthétique. 1 vol. . . . . 3 fr. »

Ce petit traité, comme le dit l'auteur, n'a qu'une ambition, celle de faire aimer cette admirable science, d'en exposer aussi brièvement que possible le champ immense de manière à la rendre abordable à tous. C'est la première tentative d'une *chimie naturelle* et pure. L'auteur, laissant de côté tous les systèmes, aborde donc une voie qui doit devenir féconde.

CHIMIE GÉNÉRALE ÉLÉMENTAIRE, d'après les principes modernes, avec les principales applica-

tions à la médecine, aux arts industriels et à la pyro-
technie, comprenant l'analyse chimique qualitative et
quantitative. Ouvrage publié avec l'approbation de M. le
ministre de la Marine et des Colonies, par Frédéric HÉTET,
professeur de chimie aux écoles de la marine, pharmacien en chef, officier de la Légion d'honneur, membre
de plusieurs sociétés savantes. 2 volumes avec 174 figures
dans le texte. . . . . 10 fr.

CHIMIE INORGANIQUE appliquée à l'agriculture (Voir Sciences physiques, page 57).

CHIMIE ORGANIQUE appliquée à l'agriculture
(Voir Sciences physiques, page 57).

CHIMISTE-AGRICULTEUR (*Manuel du*), par
A.-F. POURIAU. 1 volume avec 148 figures dans le texte,
et de nombreux tableaux, suivi d'un appendice. . . 6 fr.

Ce volume forme en quelque sorte le complément de la *Chimie organique* et
de la *Chimie inorganique*. Il fait connaître les diverses manipulations qui sont
décrites avec un très grand soin. Il contient, en outre, un grand nombre d'indications d'une utilité toute pratique.

L'intention de l'auteur en le publiant a été d'offrir aux personnes qui s'occupent de chimie agricole un guide renfermant la description des méthodes les
plus simples à suivre dans l'analyse des divers composés naturels ou artificiels
qui sont du domaine de l'agriculture. Désireux de mettre son livre à la portée
de tout le monde, l'auteur a toujours eu le soin, dans l'exposé de ses méthodes,
d'établir deux catégories d'essais. Les unes essentiellement pratiques et accessibles à tous, et les autres plus exactes et qui exigent une plus grande habitude
des manipulations chimiques.

CHOIX D'UNE CARRIÈRE (*Le*), par MORTIMER
D'OCAGNE. 1 vol. — En préparation. —

CODE DES BRIS ET NAUFRAGES (Voir Bris
et Naufrages, page 20).

COLLODION SEC (*Manuel pratique de*) au tanin et
de tirage économique des épreuves positives, suivi d'une
étude sur la rectitude et le parallélisme des lignes en photographie, par le comte Ludovico de COURTEN, photographe.
1 volume avec figures dans le texte et une très belle
photographie. . . . . 4 fr.

CONFÉRENCES AGRICOLES (*Guide pratique
des*), accompagné d'un appendice comprenant des notes
et des instructions pratiques puisées dans les Annales du
Génie civil, par L. GOSSIN, cultivateur, professeur d'agriculture dans l'Oise. 1 volume. . . . . 1 fr.

(Ouvrage recommandé officiellement pour les écoles normales, etc.)

Dans les grandes villes, on tient des conférences ; M. Gossin a rêvé les conférences au village, des conversations intimes, familières, fructueuses. Dévoué depuis de longues années à l'enseignement rural, M. Gossin possède de plus l'art de la démonstration facile, et sa parole sympathique est écoutée avec plaisir et par conséquent avec fruit.

CONSEILLERS GÉNÉRAUX (*Manuel des*). Loi organique des conseillers généraux, avec les commentaires officiels, par J. ALBIOT. (*Code départemental.*) 1 volume.   4 fr.

Cet ouvrage peut être considéré comme un aide-mémoire à l'aide duquel les personnes notables appelées, en qualité de conseillers généraux, à discuter les intérêts de leur département, trouveront de nombreux renseignements relatifs à la législation qu'ils auront à appliquer.

CONSEILLERS COMMUNAUX (*Manuel des*). 1 vol. — En préparation. —

CONSTRUCTEUR (❈ *Guide pratique du*). Dictionnaire des mots techniques employés dans la construction, à l'usage des architectes, propriétaires, entrepreneurs de maçonnerie, charpente, serrurerie, couverture, etc., renfermant les termes d'architecture civile, l'analyse des lois de voirie, des bâtiments, etc., par L.-P. PERNOT, officier de la Légion d'honneur, architecte-vérificateur des travaux publics. Nouvelle édition, corrigée, augmentée et entièrement refondue, par C. TRONQUOY, ingénieur civil, et Ch. BAYE. 1 volume .... 4 fr.

CONSTRUCTEUR (Voir Maçonnerie, page 43).

CONSTRUCTIONS A LA MER (*Études et notions sur les*), par BOUNICEAU, ingénieur en chef des ponts et chaussées. 1 volume avec atlas de 44 planches in-4°, dont plusieurs doubles .... 18 fr.

Cet ouvrage est le résumé d'études longues et consciencieuses d'un des ingénieurs en chef les plus distingués du corps national des ponts et chaussées. M. Bouniceau a attaché son nom à des travaux d'une haute importance. Son travail devra être médité par tous ceux qu'intéressent les nouveaux développements que doivent prendre les constructions conçues en vue d'améliorer les ports de mer et les ouvrages nécessaires à la préservation des côtes. L'atlas qui accompagne ces études est remarquable sous le rapport du choix des planches et de leur exécution.

Définitions et préliminaires. — Avant-ports. Bassins. Darses. — *Môles ou brise-lames.* — Môles à claire-voies. Môles anciens. Môles modernes. — *Jetées.* Ports à marée. Chenaux. Dragues. Musoirs. Remorquage à vapeur dans les chenaux. — *Ports d'échouage :* Épaisseur des quais. Écluses. Portes d'ebe et de flot. Manœuvre des portes. Pose des portes. Ponts sur les écluses. *Bassins à flot :* leur forme, leur largeur, leur superficie. Valeur des places à quai. — *Nettoyage des ports.* — *Ouvrages pour la construction et le radoubage des na-*

vires : Cales de construction. Cales de débarquement. Machines élévatoires. — *Ports dans les rivières à marée. — Canaux maritimes; — Ouvrages à l'issue des ports de commerce.* Phares. Phares en fer sur pieux à vis. Phares flottants. Feux de port. Bouées, Balises. — *Matériaux de construction. Mortiers.* Pierres, sables, chaux et ciments. Fabrication des mortiers. Briques, bois. Fondations par épuisement. Fondations mixtes sur pilotis. Fondations en rade.

CORPS GRAS INDUSTRIELS *(Guide pratique de la connaissance et de l'exploitation des)*, contenant l'histoire des provenances, des modes d'extraction, des propriétés physiques et chimiques, du commerce des corps gras, des altérations et des falsifications dont ils sont l'objet, et des moyens anciens et nouveaux de reconnaître ces sophistications. Ouvrage à l'usage des chimistes, des pharmaciens, des parfumeurs, des fabricants d'huiles, etc., des épurateurs, des fondeurs de suif, des fabricants de savon, de bougie, de chandelle, d'huile et de graisses pour machines, des entrepositaires de graines oléagineuses et de corps gras, etc., par Th. CHATEAU, chimiste, ex-préparateur au Muséum d'histoire naturelle. 2º édition, augmentée d'un appendice. 1 volume avec tableaux. . . . . 4 fr.

M. Chateau, en publiant la première édition de cet ouvrage, avait eu pour but de donner aux chimistes et aux manufacturiers une histoire aussi complète que possible des corps gras industriels employés tant en France qu'à l'étranger, et considérés au point de vue de leur provenance, de leur extraction, de leur composition, de leurs propriétés physiques et chimiques, de leur commerce et de leurs altérations spontanées ou frauduleuses.

Dans la nouvelle édition, M. Chateau a ajouté à sa monographie des corps gras un appendice renfermant quelques corrections indispensables et d'importantes additions.

COUPE et CONFECTION de vêtements de femmes et d'enfants *(Méthode de)*. — Travaux à aiguille usuels. — Cours de couture en blanc. — Raccommodage. — Méthode de TRICOT. — Art de la coupe et de la confection en général, par Elisa HIRTZ. 1 volume avec 154 figures. . . . . 3 fr.

COTONNIER *(Guide pratique de la culture du)*, par SICARD. 1 volume avec figures dans le texte. . . . . 2 fr.

La culture du cotonnier ne peut convenir qu'à de certaines contrées. M. Sicard, qui l'a expérimentée avec succès et pendant de longues années dans les provinces du Midi et en Algérie, a publié cet ouvrage pour faire profiter le public de l'expérience qu'il avait acquise dans la culture de cet arbrisseau.

L'ouvrage est enrichi de dessins exécutés d'après la photographie et d'une exactitude rigoureuse.

CUBAGE et ESTIMATION DES BOIS (Voir Bois, page 19).

CULTURES EXOTIQUES. Guide pratique de la culture de la **CANNE A SUCRE**, du **CAFIER**, du **CACAOYER**, suivi d'un traité de la **FABRICATION DU CHOCOLAT**, par Bourgoin d'Orli. 1 volume. . . . . 4 fr.

CULTURE MARAICHÈRE (✳*Manuel pratique de*). 6ᵉ édit., augmentée d'un grand nombre de figures et de plusieurs articles nouveaux. Ouvrage couronné d'une médaille d'or par la Société centrale d'agriculture, d'une grande médaille de vermeil par la Société centrale d'horticulture, par Courtois-Gérard. 1 volume avec 89 figures dans le texte. . . . . 4 fr.

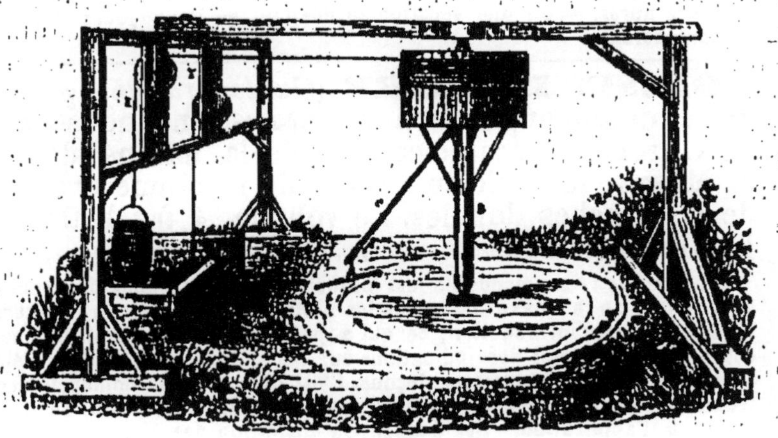

Figure spécimen du *Guide de culture maraîchère*.

Outre les récompenses honorifiques qui viennent d'être mentionnées, l'auteur de ce manuel a obtenu une attestation qui garantit la valeur de son travail aux yeux du public, en même temps qu'elle constate l'exactitude de ses recherches et l'utilité des notions renfermées dans son ouvrage. Cette attestation émane de vingt-cinq jardiniers maraîchers de la ville de Paris qui, après avoir entendu la lecture du travail de M. Courtois-Gérard, déclarent qu'ils lui donnent toute leur approbation, comme étant conforme aux bonnes méthodes de culture en usage parmi eux, et autorisent l'auteur à le publier sous leur patronage.

Cet ouvrage est officiellement recommandé pour les écoles normales, etc. Cette nouvelle édition a été augmentée d'un chapitre sur la culture des porte-graines et d'un vocabulaire maraîcher.

Table des principaux chapitres :
Marais pour culture de pleine terre. — Marais pour culture de primeurs. — Analyse des terres. — De l'établissement d'un jardin maraîcher. — Engrais et pailles. — Outillage. — Diverses opérations. — La culture des porte-graines. — Destruction des insectes. — Des maladies des plantes. — Calendrier du maraîcher ou travaux manuels. — Vocabulaire du maraîcher.

D

DESSINATEUR (✳ *Comment on devient un*), par Viollet-le-Duc. 1 volume, orné de 110 dessins par l'auteur et d'un portrait de Viollet-le-Duc. 11e édition . . . . 4 fr.

Extrait de la table des matières. — Notables découvertes. — Comment il est reconnu que la géométrie s'applique à plusieurs choses. — Autres découvertes touchant la lumière et la géométrie descriptive. — Où on commence à voir. — Une leçon d'Anatomie comparée. — Opérations sur le terrain. — Cinq ans après. — Où une vocation se dessine. — Douze jours dans les Alpes. — Conclusion.

DESSIN LINÉAIRE (*Guide pratique pour l'étude du*) et de son application aux professions industrielles, par A. Ortolan, mécanicien chef de la marine de l'Etat, et J. Mesta, mécanicien principal. 1 volume avec un atlas de 41 planches doubles. Le volume, 4 fr.; l'atlas, 2 fr. — L'ouvrage complet . . . . 6 fr.

Cet ouvrage recommandable est aujourd'hui adopté dans plusieurs écoles industrielles; on le trouve dans tous les ateliers. Un dictionnaire des termes techniques lui sert d'introduction, ce qui a permis aux auteurs de donner dans le cours de leur travail des indications sur les détails, sans obliger l'élève à recourir au texte des premières leçons. C'est donc par la nomenclature des instruments indispensables à l'étude du dessin que les auteurs ont débuté, puis arrivant à l'application, ils donnent la définition des lignes géométriques : le point, la ligne droite, brisée, courbe ; arc de cercle, rayon ; les angles. — Tracé des parallèles et des perpendiculaires. — Construction des angles. — Figures géométriques. — Des triangles. — Des quadrilatères. — Tangentes et sécantes à la circonférence. — Angles inscrits et circonscrits à la circonférence. — Polygones réguliers, figures inscrites et circonscrites. — Définition et construction. — Mesure et divisions des lignes. — Mesure des angles. — Rapporteurs. — Des solides. — Du plan horizontal et du plan vertical, des projections, des croquis, de la vis. — Exécution d'un dessin d'après un croquis coté et sur une échelle de convention. — Exécution d'un dessin d'ensemble avec projection de coupe. — Des engrenages ou roues dentées. — De quelques courbes et de leur tracé. — Rédaction et copie d'un dessin. — Dessins ombrés au tire-ligne, du lavis, etc., etc.

DICTIONNAIRE DES FALSIFICATIONS (Voir Falsifications, page 34).

DICTIONNAIRE DU CONSTRUCTEUR (Voir Constructeur, page 26).

DICTIONNAIRE DES TERMES TECHNIQUES (Voir Termes techniques, page 58).

DICTIONNAIRE DES COSMÉTIQUES ET PARFUMS (Voir Parfumeur, page 50).

DOUANE (*Recueil abrégé des lois et règlements sur la*), son organisation, son personnel et ses brigades, par Eugène LELAY, capitaine des douanes. 1 volume. 4 fr.

TABLE DES MATIÈRES. — *Des Douanes et de leur organisation. — Attributions du personnel.' — Service actif ou des brigades. — Lois générales relatives au personnel.*

DRAINAGE (*Guide pratique de*): résultats d'observations et d'expériences pratiques, traduit pour l'usage des agriculteurs français par C. Hombourg, par C.-E. KIELMANN, directeur de l'École agricole de Haasenfelde. 1 volume avec figures dans le texte . . . . 2 fr.

La plupart des ouvrages publiés sur le drainage sont le résultat d'études théoriques que l'expérience n'a pas encore sanctionnées. M. Kielmann est entré dans une autre voie : il n'a eu recours à la théorie qu'autant que cela était nécessaire pour expliquer certains phénomènes. Comme il le dit dans sa préface, il voulait offrir à ceux qui commencent à s'occuper du drainage, et même au plus petit cultivateur, un livre à la lecture facile et surtout compréhensible.

Extrait de la table des matières. — Quels sont les terrains qui ont besoin d'être drainés. — De la fabrication des tuyaux, leur longueur, largeur et épaisseur. — Préparation d'une bonne matière pour la confection des tuyaux. — Machine à étirer les tuyaux, préparation de l'argile. — De la cuisson des tuyaux, des travaux préparatoires, nivellement des tranchées; circulation de l'air à travers les tuyaux. — De la quantité d'eau qui s'écoule par les drains, etc.

DROIT MARITIME INTERNATIONAL ET COMMERCIAL (*Notions pratiques de*), par Alph. DONBAUD, professeur à l'École navale. *Aide-mémoire de l'officier de marine*, marine militaire et marine marchande. 1 volume. . . . . 3 fr.

Les derniers traités de commerce ont augmenté dans des proportions considérables les relations internationales. Cet ouvrage de M. Doncaud devient donc d'une grande utilité pratique. Nous ajouterons que ce livre commence une série de volumes dont l'ensemble formera, dans notre bibliothèque, l'*Aide-mémoire de l'officier de marine.*

Extrait de la table des matières. — De la mer et des fleuves. — Droit international en temps de paix. — Droit commercial. — Droit maritime international en temps de guerre. — Documents officiels. — Bibliographie des principaux ouvrages à consulter pour le droit des gens en général, le droit international maritime et le droit commercial.

DYNAMITE et AGENTS EXPLOSIFS. 1 volume. — En préparation. —

E

ÉCLAIRAGE ÉLECTRIQUE (*Manuel de montage des appareils d'*) par le baron von GAISBERG, traduit de l'allemand sur la seconde édition, par Charles BAYE. 1 vol. avec 104 figures. 4me édition . . . . 2 fr.

Extrait de la table des matières. — Connaissances préliminaires. — Principes et lois. — Modes d'assemblage. — Installation des machines. — Machines magnéto et dynamo. — Dynamos à courant continu : divers modes de disposition. — Montage et entretien des machines dynamo. — Lampes à arc, mécanisme, assemblage, régulateurs, manipulations, charbons, etc. — Lampes à incandescence : Tension nécessaire, disposition sur le circuit, monture, suspensions, etc. — Appareils auxiliaires. — Conducteurs accumulateurs. — Transport de la force. — Galvanoplastie. — Appendice.

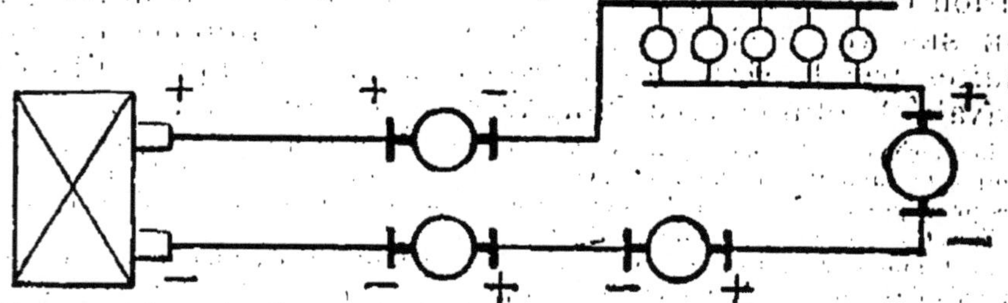

Figure spécimen du *Manuel de montage des appareils d'Éclairage électrique.*

ÉCOLES DE FRANCE (*Les grandes*), par MORTIMER D'OCAGNE. Nouvelle édition.

SERVICES DE L'ÉTAT. 1 vol. . . . . 4 fr.
CARRIÈRES CIVILES. 1 vol. . . . . 4 fr.

Historique des Écoles. — Examens d'entrée. — Durée des études. — Prix de la pension. — Régime intérieur. — Examens de sortie. — Carrières ouvertes.

ÉCONOMIE DOMESTIQUE (*Guide pratique d'*), publié sous forme de dictionnaire, contenant des notions d'une *application journalière :* chauffage, éclairage, blanchissage, dégraissage, préparation et conservation des substances alimentaires, boissons, liqueurs de toutes sortes, cosmétiques, hygiène, par le docteur B. LUNEL. 1 vol. 2 fr.

ÉCURIES et ÉTABLES (Voir Habitations des animaux, page 37).

ÉLECTRICIEN (*L'Ingénieur*). Guide pratique de la construction et du montage de tous les appareils électriques à l'usage des amateurs, ouvriers et contremaîtres électriciens, par H. de GRAFFIGNY. 1 vol. illust. de 109 fig. 4 fr.

Extrait de la table des matières. — Première partie. — Histoire de l'électricité. — Producteurs chimiques d'électricité. — Piles. — Accumulateurs. — Producteurs mécaniques d'électricité. — Machines électriques. — Unités et mesures, appareils et étalons électriques. — Moteurs pour la production de l'électricité. — Câbles et conducteurs.

Deuxième partie. — Histoire de la lumière électrique. — Constructions et installations de lampes électriques. — Force motrice, sonneries et allumoirs électriques. — Electro-chimie et électro-métallurgie. — Télégraphie électrique. — La téléphonie.

Troisième partie. — Récréations électriques. — La maison d'un électricien. — Applications domestiques. — Procédés et recettes utiles, secrets d'atelier. — Revue générale et conclusion.

ÉLECTRICIEN (*Guide pratique de l'ouvrier*). 1 volume. — **En préparation.** —

ÉLECTRICITÉ (*Leçons élémentaires d'*) ou exposition concise des principes généraux de l'ÉLECTRICITÉ ET DE SES APPLICATIONS, par SNOW-HARRIS, annotées et traduites par E. GARNAULT, professeur de physique à l'École navale. 1 volume avec 72 figures dans le texte . . . . 3 fr.

Les leçons de M. Snow-Harris ont eu un grand succès en Angleterre. L'auteur s'est surtout attaché à donner des idées saines, pratiques et théoriques sur les principes généraux de l'électricité et les faits les plus simples qu'il démontre à l'aide d'expériences faciles à répéter.

Le traducteur, qui est lui-même un professeur distingué, a ajouté à l'ouvrage anglais des notes dans lesquelles il donne surtout des aperçus sur les principales applications de l'électricité dans l'industrie.

ENGRENAGES (*Traité pratique du tracé et de la construction des*), de la vis sans fin et des cames, par F.-G. DINÉE, mécanicien de la marine, ex-élève de l'École des arts et métiers de Châlons-sur-Marne. 1 vol. et 17 pl. 3 50

Ce livre répond à un besoin, car depuis longtemps il manquait à toute bibliothèque industrielle ; c'est une œuvre de mécanique véritablement pratique.

Il se divise en trois chapitres :

1º Des courbes en usage dans la construction des engrenages ; 2º dimensions des détails et de l'ensemble des engrenages ; 3º tracé des engrenages, des vis sans fin, des cames.

ENTOMOLOGIE AGRICOLE (*Guide pratique d'*), et petit traité de la destruction des insectes nuisibles, par H. GOBIN. 1 volume orné de 42 figures, 2º édit. 4 fr.

Ce traité, d'une lecture attrayante, possède un grand fonds de science. Il se compose de lettres familières adressées à un nouveau propriétaire rural. Tous les insectes qui s'attaquent aux champs et à leurs produits et aux animaux y sont passés en revue, et, ce qui est mieux encore, l'auteur a indiqué le moyen de se débarrasser de cette engeance envahissante. Le livre est terminé par des nomenclatures scientifiques avec les noms français.

ENTREPRISES COMMERCIALES (*Manuel des*). 1 volume. — **En préparation.** —

ÉPICERIE (*Guide pratique de l'*), ou Dictionnaire des denrées indigènes et exotiques, comprenant : l'étude, la description des objets consommables ; les moyens de constater leurs qualités, leur nature, leur valeur réelle ; les procédés de préparation, d'amélioration et de conservation des denrées, etc. ; contenant, en outre, la fabrication des liqueurs, le collage des vins, et enfin les procédés de fabrication d'une foule de produits que l'on peut ajouter au commerce de l'épicerie, par le docteur B. LUNEL. 1 volume. 3 fr.

Le commerce de l'épicerie et des denrées indigènes et exotiques d'un usage ournalier est l'un des plus importants et des plus utiles pour la société. Il était regrettable que cette branche si étendue du commerce n'ait pas encore son livre spécial. Sans doute on trouve dans nombre d'ouvrages l'histoire des denrées indigènes et exotiques. Réunir sous forme de dictionnaire toutes ces données éparses, afin de faciliter les renseignements, tel a été le but que s'est proposé le docteur Lunel en publiant son livre sur l'épicerie.

ETHNOGRAPHIE (✳ *Manuel pratique d'*), ou description des races humaines ; les différents peuples, leurs caractères naturels, leurs caractères sociaux, divisions et subdivisions des différentes races humaines, par J. D'OMALLIUS D'HALLOY. 5ᵉ édition. 1 volume avec une planche représentant les principaux types. . . . . . . 4 fr.

Extrait de la table des matières. — De l'ethnographie en général. — De la race blanche. — Du rameau européen, du rameau arménien, du rameau scytique. — De la race brune, du rameau éthiopien, du rameau indou, du rameau indochinois, du rameau malais. — De la race rouge, du rameau hyperboréen, du rameau mongol, du rameau sinique. — De la race noire. — Des hybrides. — Tableaux de la division du genre humain en races, rameaux, familles et peuples.

EXPROPRIÉS POUR CAUSE D'UTILITÉ PUBLIQUE (*Manuel pratique et juridique des*), suivi de deux tableaux donnant le chiffre de la valeur du mètre de terrain dans Paris, et faisant connaître les principales indemnités accordées aux industriels, négociants et commerçants expropriés, par Victor EMION, avocat à la Cour de Paris, ancien sous-préfet. 1 volume . . . . 1 fr.

F

FALSIFICATIONS (*Guide pratique pour reconnaître les*), ou Dictionnaire des falsifications des substances alimentaires (aliments et boissons), contenant : la description de *l'état naturel ou normal des substances alimentaires* et leur *composition chimique*, les moyens de constater leur nature, leur valeur réelle; les altérations spontanées. accidentelles, qu'elles peuvent subir, et les moyens de les prévenir; les altérations et falsifications qui les dénaturent, c'est-à-dire qui en modifient l'aspect, la saveur, les propriétés nutritives, et qui les rendent souvent dangereuses; enfin les moyens chimiques de rendre sensibles les altérations, falsifications et contrefaçons des diverses substances alimentaires, par le docteur LUNEL. 3° édit. 1 volume. 4 fr.

FÉCULIER et de l'**AMIDONNIER** (*Guide pratique du*), suivi de la conversion de la fécule et de l'amidon en dextrine sèche et liquide, en sirop de glucose, sirop de froment, sirop impondérable; en sucre de raisin, sucre massé, sucre granulé et cassonade, en vin, bière, cidre, alcool et vinaigre, ainsi que leur application dans beaucoup d'autres industries, par L.-F. DUBIEF. 3° édition. 1 volume avec gravures dans le texte. . . . . 4 fr.

Extrait de la table des matières. — Première partie. — Aperçu historique. — Des substances qui contiennent la fécule. — Composition et conservation de la pomme de terre. — Extraction de la fécule. — Lavage, râpage, tamisage, épuration, séchage, blutage. — Des résidus de la pomme de terre. — Du blanchiment de la fécule. — Rendement de la pomme de terre en fécule. — Conservation, vente et falsification. — Caractères et propriétés de la fécule.

Dans la deuxième partie, l'auteur donne la description des procédés à suivre pour fabriquer les amidons.

La troisième et dernière partie vient compléter les deux premières par les renseignements les plus récents.

Dans cet ouvrage, l'auteur s'est appliqué à dégager son texte de toute gêne scientifique; il a été clair et précis pour mettre son enseignement à la portée de toutes les instructions. Pour chaque sujet, il est entré dans des développements minutieux en indiquant souvent ces tours de mains si indispensables, et que seule, la pratique ordinairement peut apprendre.

FER (*Le*). *Guide pratique du métallurgiste*, son histoire, ses propriétés et ses différents procédés de fabrication, par William FAIRBAIRN, ingénieur civil, membre de la Société royale de Londres, correspondant de l'Institut de France, etc., ouvrage traduit de l'anglais, avec l'approbation de l'auteur, et augmenté de notes et d'un appendice, par M. Gustave MAURICE, ingénieur civil des mines. 1 volume avec 68 figures dans le texte. . . . . 4 fr.

Depuis longtemps, le nom de M. Fairbairn fait autorité dans l'industrie du fer. Après avoir tracé l'histoire des progrès de la fabrication du fer, l'auteur donne les analyses des minerais et des combustibles dans leurs rapports avec les résultats des différents procédés de fabrication. M. Maurice a complété sa traduction par des notes et un appendice. Il a éliminé tout ce que le texte original pouvait présenter de trop exclusivement rédigé en vue de la métallurgie anglaise.

Extrait de la table des matières. — Histoire de la fabrication du fer. — Les minerais des différentes parties du monde. — Les combustibles : charbon de bois, tourbe, coke, houille. — Production des combustibles dans le monde entier. — Réduction des minerais. — Transformation de la fonte en fer. — Des machines employées pour forger le fer. — La forge. — Le procédé Bessemer. — Fabrication de l'acier. — Trempe et recuite de l'acier. — De la résistance et des autres propriétés mécaniques de la fonte, du fer et de l'acier. — Composition chimique de la fonte. — Statistique de l'industrie sidérurgique, etc.

FERMENTS ET FERMENTATIONS. *Travailleurs et malfaiteurs microscopiques*, par I.-A. REY. 1 volume avec figures. . . . . 4 fr.

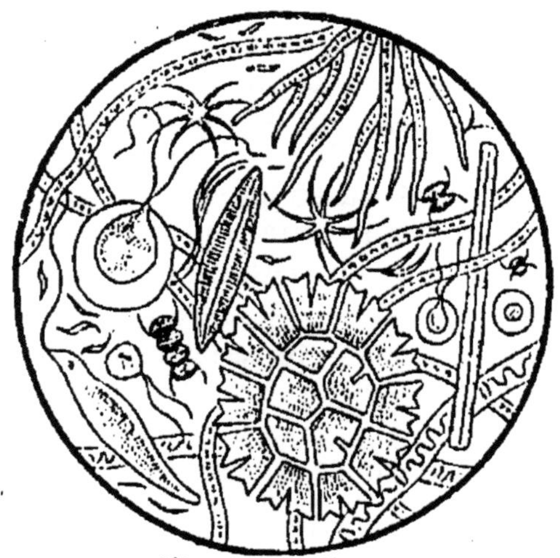

Microbes de l'eau.

Extrait de la table des matières. — Fermentation alcoolique. — Saccharomyces. — Le vin, la bière, le pain, l'alcool de grain, boissons fermentées. — Ferments des maladies du vin. — Fermentations par oxydation, lactique, caséique, putrides, butyrique. — Microbes des maladies contagieuses. — Microbes coloristes.

G

GÉOGRAPHIE (*Traité de*) physique, ethnographique et historique à l'usage des artistes, des écoles d'architecture et des gens du monde, par O. LESCURE, professeur à l'École centrale d'architecture. 1 volume. 3 fr.

Ce traité est le développement du programme de géographie sur lequel sont interrogés les candidats à l'Ecole spéciale d'architecture.

GÉOLOGUE (*Manuel du*), par DANA, traduit et adapté de l'anglais par W. HOUTLET. 1 volume avec 363 figures. 2° édition. . . . . 4 fr.

TABLE DES MATIÈRES. — *Introduction.* — *Géologie physiographique.* — Traits généraux de la surface terrestre. — Système des formes terrestres. — *Géologie lithologique.* — Constitution des roches. — Condition et structure des masses rocheuses. — Règne animal. — Règne végétal. — *Géologie historique.* — Age archéen. — Temps paléozoïque. — Temps mésozoïque. — Temps cénozoïque — Ere de l'intelligence. — *Observations générales sur l'histoire géologique.* — Durée des temps géologiques. — Progrès de la vie. — *Géologie dynamique.* — Vie. — Atmosphère. — Eau. — Chaleur. — Mouvements dans la croûte terrestre et leurs conséquences. — *Appendice.* — Instruments de géologie. — Échantillons.

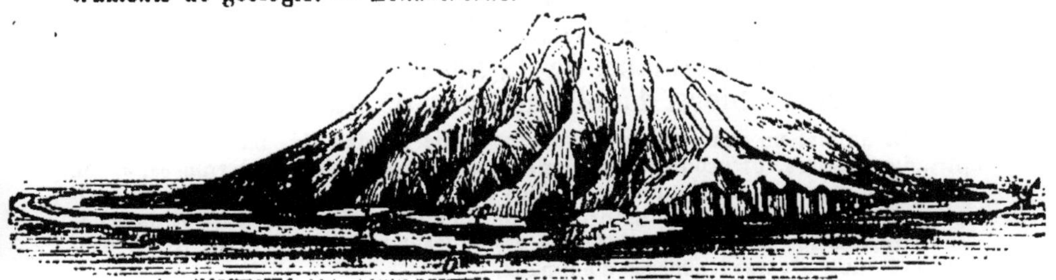

Gravure spécimen du *Manuel du Géologue.*

GÉOMÈTRE ARPENTEUR (*Guide pratique du*), comprenant l'arpentage, le nivellement, le levé des plans et le partage des propriétés agricoles, avec un appendice sur le calcul des solides; 3° édition, entièrement refondue, par P.-G. GUY, ancien élève de l'Ecole polytechnique, officier d'artillerie. 1 volume avec 183 figures. . . . . 4 fr.

L'auteur, en publiant cet ouvrage, a eu pour intention d'en faire un *vade-mecum* utile aux ingénieurs, aux conducteurs des ponts et chaussées, aux agents voyers, géomètres, arpenteurs, etc. Son format portatif permet de pouvoir le consulter sur le terrain; il est un abrégé d'un grand nombre d'ouvrages encombrants, dont il présente toutes les données nécessaires pour connaître et vérifier la contenance des pièces de terre et pour en construire un plan exact.

GÉOMÉTRIE ÉLÉMENTAIRE (*Leçons de*), par Ch. ROZAN, professeur de mathématiques. 1 volume avec un atlas de 31 planches doubles. Le volume, 4 fr.; l'atlas, 2 fr.; l'ouvrage complet. 6 fr.

En résumant les principes essentiels de la géométrie élémentaire, ceux qui conduisent directement à la mesure des lignes, des surfaces et des corps, l'auteur s'est attaché surtout à faire sentir la liaison qui existe entre ces principes, la manière dont ils découlent les uns des autres par un enchaînement continuel de déductions et de conséquences. Il s'est donc attaché à couper le discours aussi peu que possible, et à dire d'une seule traite tout ce qui se rattache à un même ordre de questions. Il le dit très brièvement, pour ne pas fatiguer l'attention ou faire perdre de vue le point de départ ; cette rapidité des démonstrations n'a cependant rien ôté à leur clarté.

H

HABITATIONS DES ANIMAUX (✳ *Guide pratique pour le bon aménagement des*), par E. GAYOT, membre de la Société centrale d'Agriculture de France. Cet ouvrage se compose de 2 parties.

1re partie : ✳ les **ÉCURIES ET LES ÉTABLES**. 1 volume avec 63 figures. . . . . 3 fr.

2o partie : ✳ les **BERGERIES ET LES PORCHERIES**, les habitations des animaux de la basse-cour, clapiers, oiselleries et colombiers. 1 volume avec 65 figures . . . 3 fr.

Aucun animal ne saurait être développé dans ses facultés natives, dans ses aptitudes propres, et produire activement dans le sens de ces dernières, si on ne le place dans les meilleures conditions d'alimentation, de logement, de multiplication. M. Gayot, avec l'autorité d'une longue expérience, a réuni dans ces deux volumes les conditions générales d'établissement et les dispositions particulières aux diverses espèces d'animaux.

1re PARTIE. — **Écuries et Étables**. *Extrait de la table des matières.* — Le sujet à vol d'oiseau. — Des effets de l'air pur et de l'air vicié sur l'économie animale. — L'aération : les portes et fenêtres, barbacanes et ventilateurs. *Dispositions particulières aux diverses espèces* : les dimensions intérieures, encore les portes et fenêtres, de l'aire des écuries, le plancher supérieur des écuries arrangement intérieur et ameublement des écuries, les séparations, les boxes, établissements spéciaux, la température des écuries. *Les étables de l'espèce bovine* : l'aération, l'aire des étables, les dimensions et l'aménagement intérieurs, les boxes, règle d'hygiène générale, établissements spéciaux.

2e PARTIE. — **Les Bergeries** : de l'habitation en plein air, le parc des champs, le parc domestique, les abris brise-vent. — DE L'HABITATION COUVERTE : conditions particulières à l'établissement des bergeries, les portes et fenêtres, l'aération, les bâtiments, les aménagements intérieurs, auges et râteliers. — LA PORCHERIE : les conditions spéciales, la construction, les portes et fenêtres, les aménagements essentiels, les auges, dispositions particulières de l'ensemble. — *Les habitations de la basse-cour* : l'habitation du dindon, l'habitation de l'oie, la demeure du canard, le colombier et la volière, la faisanderie, etc., etc.

HERBORISEUR (⁂ *Manuel de l'*). Comment on

devient botaniste. — Clefs analytiques. — Description des
genres et des espèces, suivie d'un vocabulaire. par E.
GRIMARD. 6° édition, 1 volume . . . . 4 fr.

HYDRAULIQUE ET D'HYDROLOGIE sou-

terraine et superficielle (*Guide pratique d'*), ou traité
de la science des sources, de la création des fontaines, de la
captation et de l'aménagement des eaux pour tous les
besoins agricoles et industriels, par LAFFINEUR. 1 volume
avec figures . . . . 3 fr. 50

HYDRAULIQUE URBAINE ET AGRICOLE

(*Guide pratique d'*). LAFFINEUR, ingénieur civil. 1 volume.
— Epuisé. —

HYGIÈNE ET DE MÉDECINE USUELLE

(*Guide pratique d'*), complété par le traitement du *choléra
épidémique*, par Victor LUNEL. 1 volume . . . . . . 2 fr.

Ce livre ne s'adresse à aucune spécialité de lecteurs et convient à tout le
monde. Il se subdivise en hygiène privée et en hygiène publique.

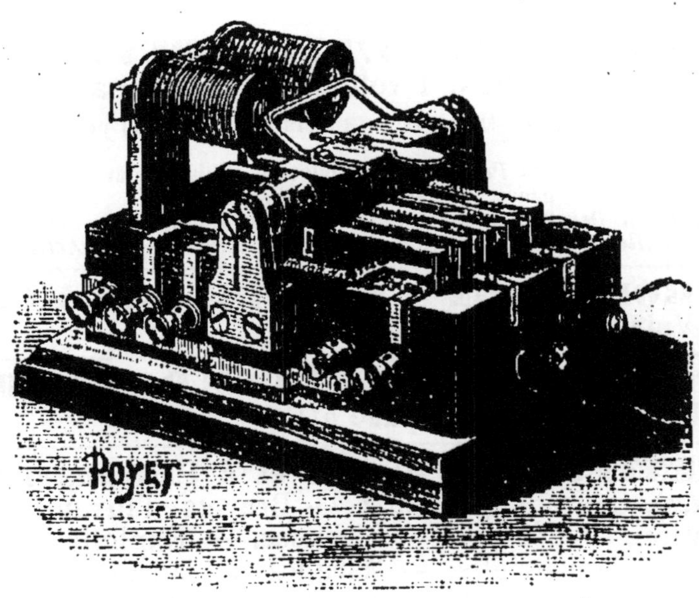

Figure spécimen de *L'Ingénieur électricien*. (Voir page 39.)

I

INGÉNIEUR AGRICOLE (*Guide pratique de l'*). Hydraulique, dessèchement, drainage, irrigation, etc.; suivi d'un appendice contenant les lois, décrets, règlements et instructions ministérielles qui régissent ces matières, etc., par Jules LAFFINEUR, ingénieur civil et agronome, membre de plusieurs sociétés savantes. 1 volume avec figures et 3 planches. . . . . 3 fr.

Extrait de la table. — Classification des terrains. — Travaux de dessèchement, évaporation, infiltration. — Jaugeage des sources, des ruisseaux et rivières. — Tracé des canaux. — Description des procédés de dessèchement, colmatage, limonage, du drainage. — Irrigation, établissement d'un système d'irrigation. — Murs de soutènement des canaux, revêtements, radiers, déversoirs, barrage, siphon. — Des diverses méthodes d'arrosage. — Mise en culture des terrains à grandes pentes. — Jurisprudence rurale.

INGÉNIEUR ÉLECTRICIEN (Voir Électricien, page 32).

INTRODUCTION A L'ÉTUDE DES BEAUX-ARTS, par CARTERON. 1 volume. — En préparation.

EXTRAIT DE LA TABLE DES MATIÈRES : *La Peinture.* — Étude pratique et raisonnée du dessin.
Genres différents de la Peinture. — Peinture d'histoire et peinture religieuse. — Peinture de genre. — Portrait. — Paysage.
Histoire de la Peinture et aperçu des différentes écoles. — *Sculpture et statuaire.* — *Histoire de la sculpture.* — *L'Architecture.* — *Les Artistes.*

INTRODUCTION A L'ÉTUDE DE LA CHIMIE (Voir Chimie, page 24).

INTRODUCTION A L'ÉTUDE DE LA PHYSIQUE (Voir Physique, page 51).

INVENTEURS en France et à l'Étranger (*Les droits des*). Conseils généraux. — Brevets d'invention. — Péremption. — Vente. — Licences. — Exploitation. — Géographie industrielle. — Marques de fabrique. — Dessins. — Objets d'utilité, par H. DUFRENÉ, ingénieur civil, ancien élève de l'École des arts et manufactures. 1 volume. . . . . 3 fr.

J

JARDINAGE (✳ *Manuel pratique de*), contenant la manière de cultiver soi-même un jardin ou d'en diriger la culture. 9° édition, par COURTOIS-GÉRARD, marchand grainier, horticulteur. 1 volume avec 1 planche et de nombreuses figures dans le texte . . . . 4 fr.

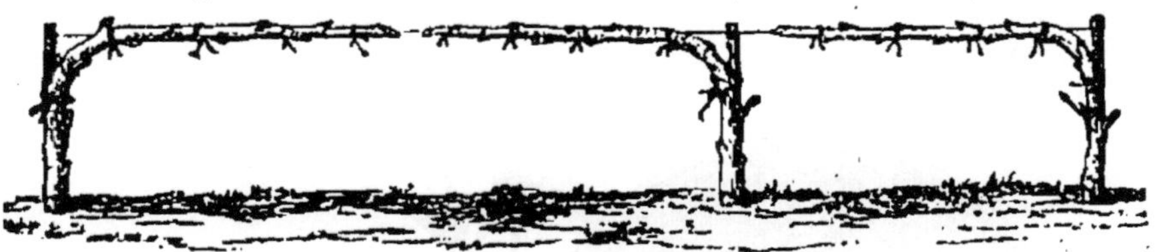

Gravure spécimen du *Manuel de jardinage.*

Nous renvoyons à la note accompagnant le *Manuel de culture maraîchère,* pour les titres de M. Courtois-Gérard, à la confiance publique. Dans le *Manuel du jardinier,* les jardiniers de profession trouveront des conseils, des détails nouveaux et des renseignements pratiques qu'ils peuvent ignorer ; le propriétaire et l'amateur de jardin y puiseront des instructions précises et claires qui leur éviteront toute espèce de méprises et d'erreurs.

Sommaire des principaux chapitres :

Dispositions générales d'un jardin potager. — Calendrier. — Travaux de chaque mois. — Les outils. — Les défoncements. — Les fumiers. — Les arrosements. — Les couches. — Semis. — Repiquages. — Marcottes. — Boutures. — De la greffe. — De la conservation des plantes. — Les maladies des plantes potagères. — La culture des arbres fruitiers. — La culture des arbres d'agrément. — Destruction des animaux nuisibles, etc.

JOAILLIER (*Guide pratique du*), ou Traité complet des pierres précieuses, leur étude chimique et minéralogique, les moyens de les reconnaître sûrement, leur valeur approximative et raisonnée, leur emploi, la description des plus extraordinaires des chefs-d'œuvre anciens et modernes auxquels elles ont concouru, par CH. BARBOT, ancien joaillier, inventeur du procédé de décoloration du diamant brut, membre de plusieurs sociétés savantes. 1 vol. avec 3 planches renfermant 178 figures représentant les diamants les plus célèbres de l'Inde, du Brésil et de l'Europe, bruts et taillés, et les dimensions exactes des brillants et roses en rapport avec leur poids, depuis un carat jusqu'à cent carats. Nouvelle édition, revue. corrigée et annotée par CH. BAYE. 1 vol. . . . 4 fr.

L

LAINE peignée, cardée, peignée et cardée (*Traité pratique de la*), contenant : 1re *partie*, mécanique pratique, formules et calculs appliqués à la filature : 2e *partie*, filature de la laine peignée, cardée peignée, sur la Mull-Jenny; 3e *partie*, filage anglais et français sur continu; 4e *partie*, laine cardée, par Charles LEROUX, ingénieur mécanicien, directeur de filature. 1 volume avec 32 figures dans le texte et 4 planches. . . . . 15 fr.

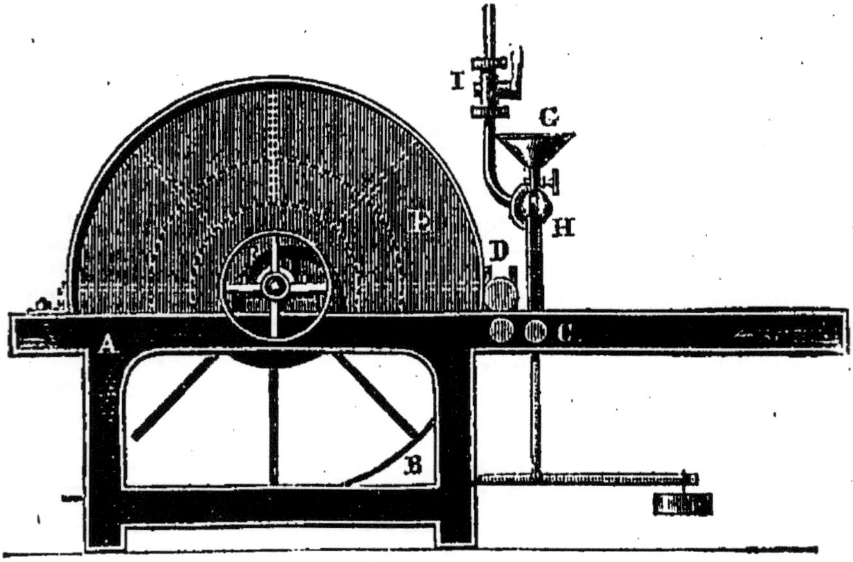

Figure spécimen du *Traité de la Laine*.

Extrait de la table des matières. — Choix d'un moteur. — Transmissions. — Arbres de couche. — Courroies. — Poulies. — Engrenages. — Frottements. — Force des moteurs. — Leviers. — Fabrication. — Triage des laines. — Caractères des laines. — Main-d'œuvre du triage. — Battage. — Nettoyage des laines. — Dessuintage. — Dégraissage. — Graissage des laines. — Disposition mécanique d'un assortiment de cardes. — Aiguisement des garnitures. — Bourrage des garnitures. — Cardages. — Passage au Gill-Box. — Lissage et dégraissage des rubans. — Peignage des laines. — Préparation des laines pour filage français. — Les différents passages. — Filage français sur Mull-Jenny.

LAPINS (✱ *Guide pratique de l'éducation des*), ou Traité de la race cuniculine, suivi de l'Art de mégisser leurs peaux et d'en confectionner des fourrures, par MARIOT-DIDIEUX. 3e édition. 1 volume . . . . . . 2 fr. 50

L'industrie de l'éducation de la race cuniculine est créée et elle marche vers le progrès. C'est dans le but de la voir se propager dans les campagnes que l'auteur a publié cette nouvelle édition de son *Guide pratique*, en l'enrichissant d'un grand nombre de données nouvelles. En résumé, l'auteur démontre qu'aucune viande ne peut être produite à aussi bon marché que celle du lapin. En terminant sa préface, il adjure les habitants des campagnes de se livrer à l'éducation des lapins, parce qu'ils y trouveront, sans beaucoup de soins, une source abondante de bien-être.

LÉGISLATION-PRATIQUE (✽ *Premiers principes de*), appliquée au Commerce, à l'Industrie et à l'Agriculture, par Maurice BLOCK. 2ᵉ édit. 1 volume . . . 4 fr.

LIQUEURS (*Traité de la fabrication des*) françaises et étrangères, sans distillation. 6ᵉ édition, augmentée de développements plus étendus, de nouvelles recettes pour la fabrication des liqueurs, du kirsch, du rhum, du bitter, la préparation et la bonification des eaux-de-vie et l'imitation de celles de Cognac, de différentes provenances, de la fabrication des sirops, etc., etc., par L.-F. DUBIEF, chimiste œnologue. 1 volume. . . . . 4 fr.

Ce traité est formulé en termes clairs et familiers; la personne la moins expérimentée dans l'art du distillateur, qui en lira attentivement les préceptes, pourra, sans aucun guide, devenir un bon fabricant après quelques essais.

Sommaire de quelques chapitres. — De la composition des liqueurs. — Quantités d'alcool, de sucre et d'eau, pour les différentes classes de liqueurs.— Des teintures aromatiques. — Des infusions. — De la coloration des liqueurs. — Du mélange. — Du perfectionnement des liqueurs par le tranchage. — Du collage des liqueurs. — De la filtration. — De la conservation des liqueurs. — Règle générale pour bien opérer la fabrication des liqueurs. — Considérations à observer. — Des spiritueux aromatiques non sucrés. — Emploi des écumes et des eaux provenant du lavage des filtres. — Formules et préparations des sirops. — De l'alcool. — Du coupage ou mouillage des alcools. — Des eaux-de-vie. — Opérations d'eaux-de-vie à tous les titres avec les alcools d'industrie. — Résumé pour les liqueurs, les eaux-de-vie et les alcools. — Appendice. — L'auteur termine cet ouvrage par une liste des principaux marchés des eaux-de-vie, esprits, etc.

LIQUORISTE DES DAMES (*Le*), ou l'art de préparer en quelques instants toutes sortes de liqueurs de table et des parfums de toilette avec toutes les fleurs cultivées dans les jardins, suivi de procédés très simples et expérimentés pour mettre les fruits à l'eau-de-vie, faire des liqueurs et des ratafias, des vins de dessert, mousseux et non mousseux, des sirops rafraîchissants, etc., par L.-F. DUBIEF. 1 volume avec figures dans le texte. 3 fr.

Ce que nous avons dit des autres ouvrages de M. Dubief nous dispense de nous étendre sur celui-ci. C'est aux dames qu'il est adressé, et l'accueil qu'il a obtenu prouve suffisamment combien il est utile dans toute bibliothèque de ménage.

M

✳ MAÇONNERIE — Guide pratique du Constructeur — par A. DEMANET, lieutenant-colonel honoraire du génie, membre de l'Académie royale de Belgique, etc. 1 volume avec tableaux, accompagné de 20 planches doubles renfermant 137 figures gravées sur acier (*épuisé*).

MAISON (✳ *Comment on construit une*), par VIOLLET-LE-DUC. 1 volume avec 62 dessins par l'auteur. 5° édition. . . . . 4 fr.

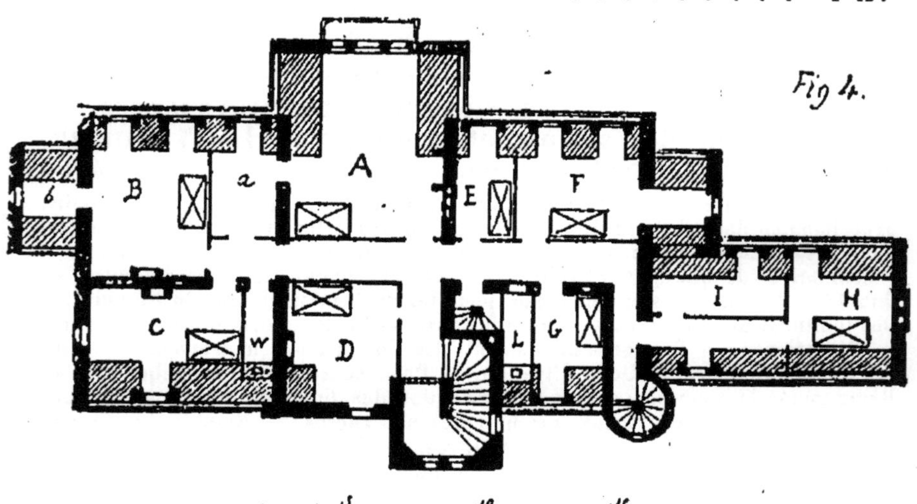

Gravure spécimen de *Comment on construit une maison*.

Extrait de la table des matières. — Plantations de la maison et opérations sur le terrain. — La construction en élévation. — La visite au chantier. — — L'étude des escaliers. — Ce que c'est que l'architecture. — Études théoriques. — La charpente. — La fumisterie. — La menuiserie. — La couverture et la plomberie. — L'inauguration de la maison.

MANGANÈSES (Voir Potasses, page 54).

MARCHANDISES (*La liberté et le courtage des*), par V. EMION. Commentaire pratique de la loi du 18 juillet 1866. — Épuisé. —

MARCHANDISES (Voir Exploitation des chemins de fer, page 23).

MARÉCHALERIE-FERRURE. 1 volume. — En préparation. —

MATIÈRES INDUSTRIELLES (*Guide pratique pour l'essai des*), d'un emploi courant dans les usines, les chemins de fer, les bâtiments, la marine, etc., à l'usage des ingénieurs, manufacturiers, architectes, officiers de marine, etc., par Jules GAUDRY, chef du laboratoire des essais au chemin de fer de l'Est. 1 volume avec 37 figures et nombreux tableaux. . . . . 4 fr.

SOMMAIRE DES PRINCIPAUX CHAPITRES : PREMIÈRE PARTIE. — *Principes généraux de l'essai chimique.* — I. Composition et décomposition des corps. — II. Principes fondamentaux de l'analyse. — III. Manipulations chimiques. — IV. Marche de l'analyse. — DEUXIÈME PARTIE. — *Méthode d'essai des principales substances d'emploi courant.* — TROISIÈME PARTIE. *Tableaux :* Tableau A. Des principaux corps simples. — B. Division des bases en cinq groupes. — C. Division des acides en trois groupes. — D. Décomposition de l'eau par les métaux. — E. Analyse de l'eau. — F. États des incinérations. — G. Degré oléométrique des huiles. — H. Tableau comparatif des principaux métaux industriels. — Appareils divers pour les essais.

MÉCANICIEN (✳ *Guide de l'ouvrier*), par J.-A. ORTOLAN, mécanicien en chef de la flotte, officier de la Légion d'honneur et de l'Instruction publique, avec la collaboration de MM. Bonnefoy, Cochez, Dinée, Gibert, Guipont, Juhel, anciens élèves des Écoles d'arts et métiers, quatrième édition, revue et notablement augmentée, comprenant 3 volumes et 62 planches. Chaque volume, séparément : 4 fr.; l'ouvrage complet . . . . 12 fr.

La Table sommaire des parties comprises dans chacun des volumes permet d'apprécier l'importance relative donnée aux questions présentées en vue de l'application immédiate.

Les nouvelles questions traitées dans cette quatrième édition concernent principalement les machines motrices admises par la pratique dans ces derniers temps; les combustibles usuels dont fait usage l'industrie moderne; les essais, la conduite, l'entretien des appareils mécaniques et des générateurs de vapeur, et les obligations des constructeurs et des propriétaires de ces appareils. Des Tables numériques pour la solution immédiate du calcul de certains mécanismes et du calcul des agents de force mécanique ont été ou étendus ou annexés aux parties spéciales.

SOMMAIRE DES TITRES DE LA DIVISION DES PARTIES.

Mécanique élémentaire. 1 vol. avec figures et 11 pl. 4 fr.

PREMIÈRE PARTIE. — *Arithmétique.* — Numération. — Premières règles. — Fractions. — Système décimal. — Carrés, cubes. — Racines carrées, racines cubiques. — Règles d'intérêt, de mélange et d'alliage. — *Algèbre pratique :* Équations algébriques. — Géométrie pratique. — Tracés géométriques. — Mesure et division des lignes et des angles. — Solides. — Mesures des surfaces et des volumes. — *Lignes trigonométriques.* — *Annexe :* Système métrique. — DEUXIÈME PARTIE. — *Mécanique élémentaire, forces, frottements.* — Principe des machines. — Chute, poids, densité des corps. — Forces. — Composition

des forces. — Centre de gravité. — Travail des forces et sa mesure. — Équilibre des machines simples. — Frottements et glissements. — Origine des forces
produisant le mouvement dans les machines. — Des machines en général.

Mécanique de l'atelier. 1 vol. avec figures et 26 pl.   4 fr.

Troisième partie. — Transmissions et transformations de mouvement.

Quatrième partie. — *Résistance des Matériaux :* Effort de traction. — Effort
de compression. — Force de flexion. — Résistance au cisaillement. — Résistance à la torsion. — Épaisseur des murs. — Pans de bois, planchers et combles.

Cinquième partie. — *Machines motrices à air et hydrauliques. Machines à
presser.* — Moulins à vent. — Machines soufflantes. — Scieries. — Appareils
et machines à élever l'eau. — Pompes élévatoires. — Machines motrices
hydrauliques. — Roues à aubes planes, à aubes courbes. — Roues à augets.
— Roues pendantes. — Turbines. — Roues à niveau constant. — Roues à
admission intérieure. — Résultats pratiques des divers systèmes de roues
hydrauliques. — Presses hydrauliques. — Pressoirs.

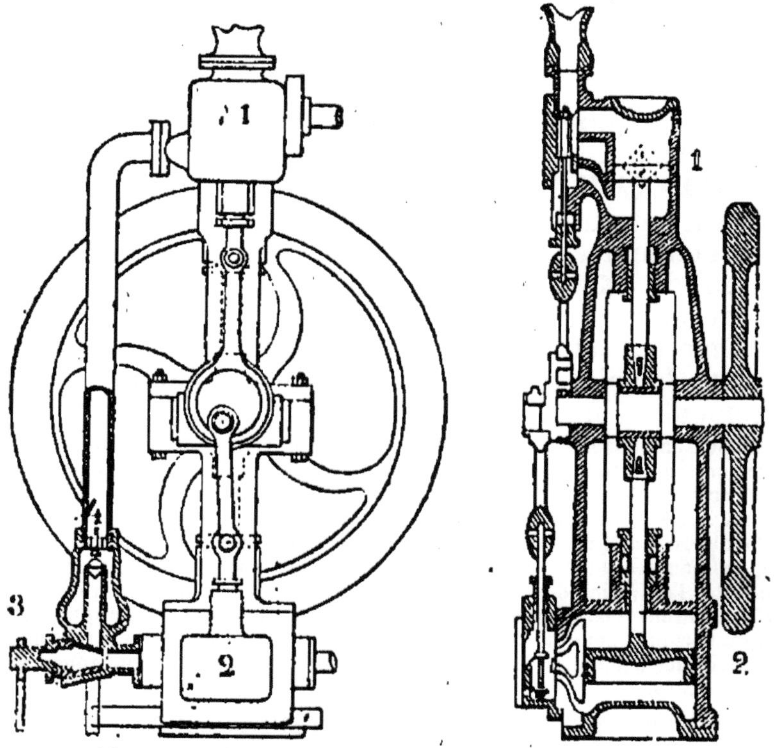

Figure spécimen du *Guide de l'Ouvrier mécanicien.*

Principes et pratique de la machine à vapeur. 1 vol. avec
figures et 25 planches. . . . . 4 fr.

Sixième partie. — *Formation de la vapeur. Chaudières :* De la chaleur. —
De la vapeur. — Condensation. — Chaudières à vapeur. — Dimensions. —
Consommation d'eau et de combustible. — Données sur l'établissement des
détails des chaudières.

Septième partie. — *Machines motrices à vapeur, à gaz :* Calcul de la puissance et dimensions des pièces principales des machines à vapeur. — Appréciation des divers systèmes de machines. — Principaux types de machines à vapeur admis dans la pratique de 1869 à 1887.

Annexes : Généralités sur les nouvelles chaudières à vapeur. — Principes élémentaires de la combustion. — Vocabulaire des éléments et des produits divers de la combustion — Combustibles usuels. — Essais et mise en service des chaudières. — Essais des machines. — Matières employées au service des moteurs à vapeur. — Décret sur l'établissement des machines à vapeur.

MÉCANIQUE (*Introduction à l'étude de la*), par Louis Du Temple, capitaine de frégate en retraite. 1 volume. — **En préparation.** —

MÉDECINE USUELLE (Voir Hygiène et Médecine usuelle, page 38).

MÉTALLURGIE (*Guide pratique de*), ou exposition détaillée des divers procédés employés pour obtenir des métaux utiles, précédé du Dictionnaire des mots techniques employés en métallurgie et de l'essai de la préparation des minerais, par D. L., 1 volume avec 8 planches in-4 gravées sur cuivre comprenant plus de 100 figures . 4 fr.

Extrait de la table des matières : Définition et aperçu de l'histoire de la métallurgie. — Vocabulaire des mots techniques métallurgiques. — Première partie. — *De l'essai des minerais.* — Des essais mécaniques par la voie sèche, la voie humide, d'or, d'argent, de platine, de fer, de cuivre, de zinc, d'étain, de plomb, de plomb argentifère par la coupellation, de mercure, d'antimoine, d'arsenic, de bismuth. — Deuxième partie. — *De la préparation et du traitement des minerais.* — I. De la préparation des minerais; triage, criblage, bocardage, lavage, grillage. — II. Traitement métallurgique des minerais d'or, d'argent, de platine, de fer, de cuivre, de zinc, d'étain, de plomb, de mercure, antimoine, arsenic, bismuth, etc. — Préparation mécanique. — Amalgamation, etc., etc.

MÉTAUX ALCALINS (Voir Aluminium et Métaux alcalins, page 15).

MÉTÉOROLOGIE AGRICOLE (*Manuel de*) appliquée aux travaux des champs, à la physiologie végétale et à la prévision du temps, par F. Canu, météorologiste-publiciste et Albert Larbalétrier, diplomé de l'École de Grignon, sous-directeur à la ferme-école de la Pilletière, 1 volume avec 3 figures et de nombreux tableaux. . 2 fr.

Extrait de la table des matières : *Notions préliminaires.* — *Chaleur :* Action de la chaleur sur le sol, échauffement, desséchement, action de la chaleur sur la plante, évolution, action physique. — *Lumière ·* Production de la chlorophylle, assimilation, transpiration, lumière du sol. — *Humidité de l'air.* — *Brouillard et rosée.* — *Pluie.* — *Froid.* — *Gelées.* — *La neige.* — *Vents.* — *Électricité.* — *Grêle.* — *Les éléments de l'air et le sédiment.* — *Instructions météorologiques.* — *Prévision du temps :* Prévision à longue et à courte échéance, prévisions des gelées nocturnes. — *Tableaux divers.*

MÉTIERS MANUELS (*Le livre des*), répertoire des procédés industriels, tours de main et ficelles d'atelier, recettes nouvelles et inédites, méthodes abréviatives de travail recueillies en vue de permettre aux amateurs, manufacturiers, ouvriers des petites villes et des campagnes d'exécuter aussi bien que les ouvriers spécialistes de Paris tous les travaux usuels d'une utilité journalière, par J.-P. HOUZÉ. 1 volume avec 5 planches hors texte comprenant de nombreux dessins techniques . . . . . . 4 fr.

MINÉRALOGIE USUELLE (*Guide pratique de*). Exposition succincte et méthodique des minéraux, de leurs caractères, de leur composition chimique, de leurs gisements, de leur application aux arts et à l'industrie, par M. DRAPIEZ. 1 volume . . . . 3 fr.

A la lucidité des définitions et à la simplicité de la méthode d'exposition, ce guide joint un mérite qui n'échappera pas aux hommes pratiques ; il contient la description des 1,500 espèces minérales dont il analyse les caractères distinctifs, la forme régulière et la forme irrégulière, les propriétés particulières, les compositions chimiques et les synonymies, les gisements, les applications dans les arts, dans l'industrie, etc.

MINÉRALOGIE APPLIQUÉE (*Guide pratique de*), histoire naturelle inorganique ou connaissance des combustibles minéraux, des pierres précieuses, des matériaux de construction, des argiles céramiques, des minerais manufacturiers et des laboratoires, des minerais de fer, de cuivre, de zinc, de plomb, d'étain, de mercure, d'argent, d'antimoine, d'or, de platine, etc., par A.-F. NOGUÈS, professeur de sciences physiques et naturelles. 2 vol. avec 248 figures. Chaque volume, 4 fr.; l'ouvrage complet. 8 fr.

Cet ouvrage a été écrit principalement pour les personnes qui désirent acquérir des notions justes, pratiques et usuelles sur les minerais métallifères et les minéraux employés dans les arts et l'industrie. Les étudiants qui suivent les cours des Facultés, les élèves des Écoles spéciales et industrielles, les ingénieurs, les élèves des Écoles des mines, les mineurs, les agriculteurs, les directeurs d'exploitations minières, les gardes-mines, les amateurs et les gens du monde qui voudront acquérir des connaissances pratiques en minéralogie, le consulteront avec fruit.

Ce guide a été conçu dans un esprit essentiellement pratique et industriel. M. Noguès, en publiant cet ouvrage, a voulu offrir au public le cours de minéralogie qu'il professe avec tant de succès à l'École centrale des arts et manufactures de Lyon. — Nous ne donnons pas ici la table des matières contenues dans l'œuvre de M. Noguès, elle est trop considérable, mais nous indiquerons le titre des chapitres.

I. Définitions des termes et généralités. — II. Caractères géométriques des minéraux ou cristallogie. — Cristallogie comparée ou morphologie minérale. — Cristallogénie. — Caractères physiques, chimiques et géologiques des minéraux. — Classification des minéraux. — Description des espèces minérales. — Appendice au carbone. — Organolithes. — Classifications.

N

NATURALISTE (*Manuel du*).—Zoologie, par AGASSIZ et GOULD. Traduit par Élisée Reclus. 1 volume. — **En préparation.** —

O

OCTROIS (*Nouveau manuel des*), par E. LAFFOLAY, inspecteur de l'octroi en retraite. 1 volume avec tableaux . . . . 4 fr.

Observations concernant la rédaction des procès-verbaux. — Formulaire pour la rédaction des procès-verbaux les plus usuels en matière d'octroi, en matière de contributions indirectes et d'octroi et en matière de contributions indirectes inclusivement.

OFFICIER (*Comment on devient*), par Félix JUVEN, officier d'administration, adjoint du service des hôpitaux, licencié en droit, officier d'académie. 1 volume. . . 4 fr.

Historique du recrutement. — Les Écoles. — Officiers ne passant pas par les Écoles. — Ce que peut devenir un officier. — Officiers de la réserve et de l'armée territoriale. — Vie de l'officier. — Recrutement des officiers de marine.

OIES et **CANARDS** (*Guide pratique de l'éducation lucrative des*), par MARIOT-DIDIEUX, vétérinaire. 1 volume. . . . . 2 fr. 50

Les ouvrages de M. Mariot-Didieux sont au premier rang parmi ceux qu enrichissent notre bibliothèque. Aussi voulons-nous, pour en mieux faire ressortir le mérite, donner ici le sommaire des principaux chapitres.

1o *L'oie.* — Histoire naturelle. — Races françaises, petite race, grosse race et leurs variétés au nombre de cinq. Races étrangères; elles sont au nombre de douze.— Produits de l'oie, du plumage, de la multiplication, des accouplements, de la ponte, de l'incubation. — Éclosion, nourriture des oisons, nourriture ordinaire des oies. — Logement. — Engraissement. — Foies gras. — Manière de tuer les oies. — Commerce, vente, mégissage des peaux d'oies pour fourrures, — Maladies, hygiène.

2o *Du Canard.* — Histoire naturelle, mœurs. — Races françaises; elles sont au nombre de quatre. — Races étrangères ; on en compte onze principales. — De la ponte. Manière d'augmenter la ponte. — De l'incubation naturelle. — Des canards mulets. — Nourriture et élevage des canetons, engraissement. — Vente des canetons. — Comment on doit tuer le canard. — Du plumage. — Habitation. — Maladies. — Hygiène, etc.

OSTRÉICULTEUR *(Guide pratique de l')*, ou Culture

des huîtres et procédés d'élevage et de multiplication des races marines comestibles, histoire naturelle des mollusques et des crustacés. — Causes du dépeuplement progressif des bancs d'huîtres. — Industrie et procédés actuels. — Construction des claires, parcs, viviers, etc. — Exploitation des claires. — Culture des moules. — Élevage des homards, langoustes, etc., par Félix FRAICHE, professeur de sciences mathématiques et naturelles. 1 volume avec figures dans le texte . . . . 3 fr.

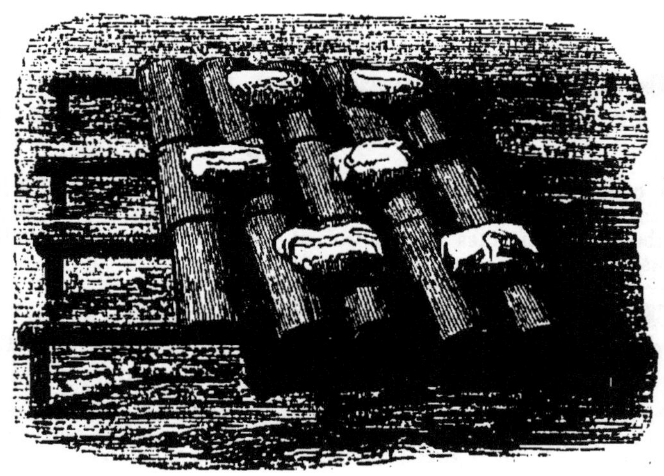

Figure spécimen du *Guide de l'Ostréiculteur*

Les chemins de fer et la navigation, en diminuant les distances, ont créé pour les races marines comestibles des débouchés qui leur avaient manqué jusqu'alors. De là et d'autres causes que M. Fraiche indique, l'appauvrissement des bancs d'huîtres. L'auteur, qui s'est inspiré des travaux de M. Coste, démontre que l'ostréiculture est une industrie facile à créer et à développer, et qui donne des résultats rémunérateurs à ceux qui savent l'exploiter,

OUVRIER MÉCANICIEN *(Guide de l')*, par J. A.

ORTOLAN (voir MÉCANICIEN, page 44).

P

PAPIER et du **CARTON** (*Guide pratique de la fabri-cation du*), par A. PROUTEAUX, ingénieur civil, ancien élève de l'École centrale des arts et manufactures, ancien directeur de papeterie. Nouvelle édit. 1 volume avec 8 planches.   4 fr.

EXTRAIT DE LA TABLE DES MATIÈRES. — Historique. — Matières premières. — Fabrication : triage, délissage, blutage, lavage et lessivage, défilage, égouttage, blanchiment, raffinage, collage, matières colorantes, travail de la machine à papier, de l'apprêt. — Fabrication du papier à la cuve ou à la main. — Classification des papiers. — Diverses substances propres à la fabrication du papier — Papier de paille, papier de bois, papier d'alfa. — Papiers spéciaux. — Analyse chimique des matières employées en papeterie. — Matériel d'une papeterie. — Prix de revient, personnel, administration d'une papeterie. — Fabrication du carton. — Fabrication du papier en Chine et au Japon. — Considérations économiques. — Principaux brevets d'invention français relatifs à l'industrie du papier. — Prix des appareils et des principales matières employées en papeterie.

PARFUMEUR (*Guide pratique du*), dictionnaire raisonné des **cosmétiques et parfums**, contenant : la description des substances employées en parfumerie, les altérations ou falsifications qui peuvent les dénaturer, etc., les formules de plus de 500 préparations cosmétiques, huiles parfumées, poudres dentifrices dilatoires, eaux diverses, extraits, eaux distillées, essences, teintures, infusions, esprits aromatiques, vinaigres et savons de toilette, pastilles, crèmes, etc., par le docteur B. LUNEL. 1 volume rédigé sous forme de dictionnaire avec un appendice. . . . .   4 fr.

La parfumerie est une industrie qui, bien comprise et loyalement faite, se rattache d'un côté à l'hygiène et de l'autre est destinée à satisfaire des goûts et des sensations commandées par le luxe et une civilisation plus ou moins avancée.

M. Lunel divise la fabrication en trois classes : fabrique de parfumerie à bon marché, fabrique dont les produits sont coûteux, et enfin les fabriques mixtes, dans les vastes magasins desquelles ont trouve aussi bien les produits ordinaires que les produits extra-fins.

M. Lunel donne des renseignements précieux sur toutes ces préparations, et son livre a cela de précieux qu'il donne toutes les formules et les secrets de la fabrication.

PERSPECTIVE (*Théorie pratique de la*). Étude à l'usage des artistes peintres, des élèves des Écoles des beaux-arts, des Écoles industrielles, etc., par V. PELLEGRIN, peintre. 1 volume avec 42 figures et 1 planche de 16 figures. . . . .   2 fr.

PHYSIQUE (*Introduction à l'étude de la*), par Louis Du Temple, capitaine de frégate en retraite. 1 volume avec 146 figures, 2ᵉ édition . . . . 4 fr.

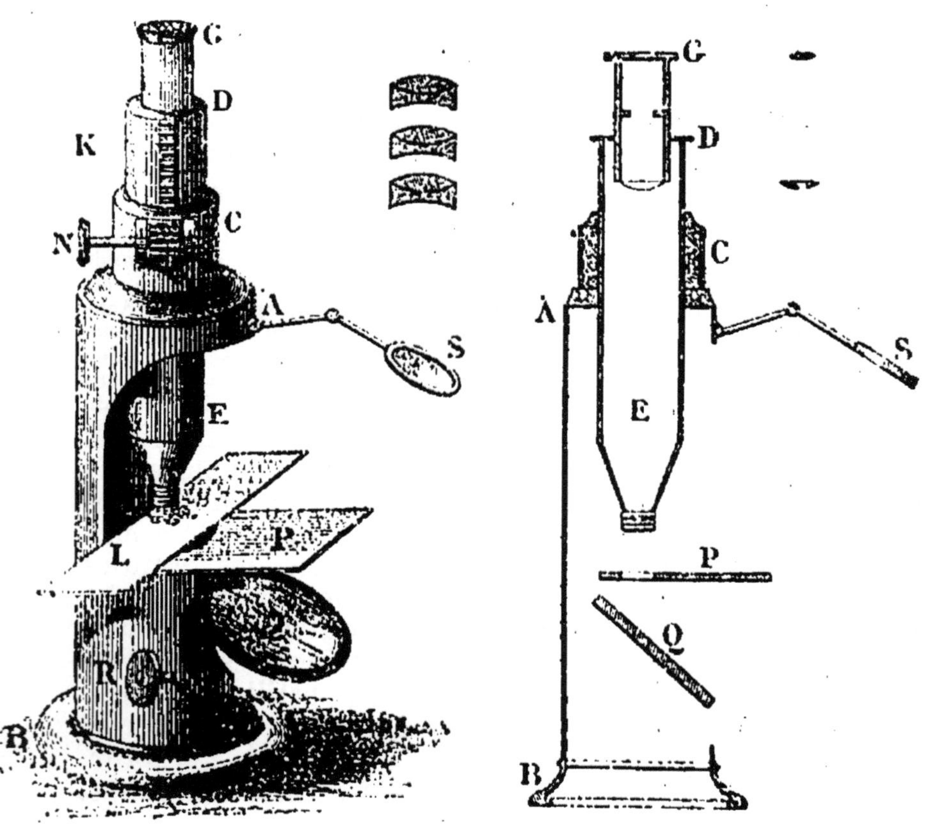

Figure spécimen de l'*Introduction à l'Étude de la physique.*

Sommaire des principaux chapitres : *Quelques définitions de chimie :* Éléments qui entrent dans la composition des corps. — Nomenclature chimique. — *Introduction.* — *La Force :* Pesanteur. — Actions moléculaires. — *Calorique et Chaleur :* Température. — Mode de propagation de la chaleur. — Changement d'état des corps par la chaleur. — *Lumière.* — Réflexion de la lumière. — Réfraction. — Décomposition et recomposition de la lumière. — Applications diverses des phénomènes de la lumière. — Lunettes. — *Sons.* — Propagation. — Réflexion. — Vibration. — *Électricité.* — *Électro-Magnétisme.* — *Électro-Chimie.*

PHOTOGRAPHIE (*L'étudiant*), traité pratique de photographie à l'usage des amateurs, avec les procédés de

MM. Civiale, Bacot, Cavelier, Robert, par A. CHEVALIER.
1 volume avec 68 figures . . . . 3 fr.

Ce livre est un manuel simplifié de photographie. Il sera utile à tous ceux qui voudront s'occuper des moyens de reproduire la nature à l'aide de la lumière. Comme son titre l'indique, c'est le livre de l'étudiant, et certes nous n'avons, en le livrant à la publicité, qu'un seul désir, celui d'être utile. Nous sommes sûrs des procédés indiqués, car nous avons dû expérimenter nous-mêmes celui relatif au collodion humide.

PIERRES PRÉCIEUSES (Voir Joaillier, page 40).

PISCICULTURE et AQUICULTURE FLUVIALES (*Manuel de*), appliqué au repeuplement des cours d'eau et à l'élevage en eaux fermées, par Albert LARBALÉTRIER, diplômé de l'École d'agriculture de Grignon, ancien élève libre de l'Institut national agronomique, ex-professeur de pisciculture, etc., 1 volume avec figures et tableaux. . . . . 4 fr.

EXTRAIT DE LA TABLE DES MATIÈRES. — *Pisciculture d'eau douce.* — Notions préliminaires. — PREMIÈRE PARTIE : *Les Poissons.* — Considérations générales. — Organisation des poissons. — Classification des poissons. — Description des ordres de poissons. — Nature des eaux douces. — Description, mœurs et genre de vie des principales espèces de poissons. — DEUXIÈME PARTIE : *Les procédés de multiplication et d'élevage.* — La Pisciculture naturelle : les Étangs, aménagement des cours d'eau. — La Pisciculture artificielle : Acclimatation des poissons, Fécondations artificielles, Incubation et éclosion, Alevinage et élevage, transport des œufs et des poissons, Frayères artificielles, Ennemis des Poissons. — TROISIÈME PARTIE : *Pêche en eau douce et législation.* — Pêche à la ligne, Pêche au filet. — Législation : Lois et règlements, Historique et considérations générales. — QUATRIÈME PARTIE : *Culture spéciale des Crustacés et Annélides d'eau douce.* — Écrevisses, Sangsues.

PLANTES FOURRAGÈRES (*Guide pratique pour la culture des*), par A. GOBIN, ancien élève de l'École de Grand-Jouan, ancien directeur de la colonie pénitentiaire du Val-d'Yèvres (Cher). 1 volume avec de nombreuses figures. . . . . 4 fr.

Première partie. — PRAIRIES NATURELLES, PATURAGES.

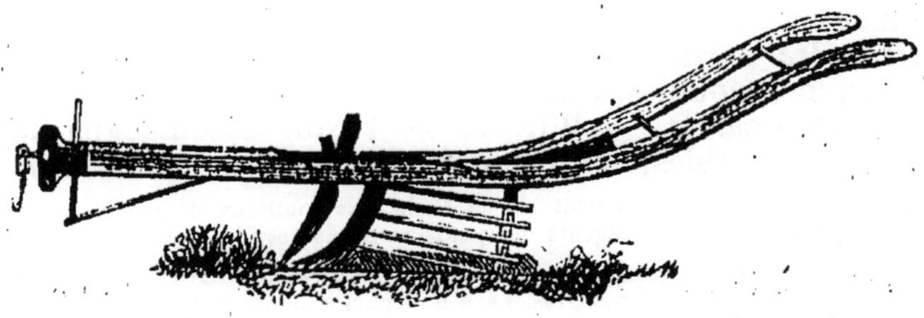

Figure spécimen du *Guide pratique pour la culture des Plantes fourragères.*

Deuxième partie. — **PRAIRIES ARTIFICIELLES, PLANTES, RACINES.**

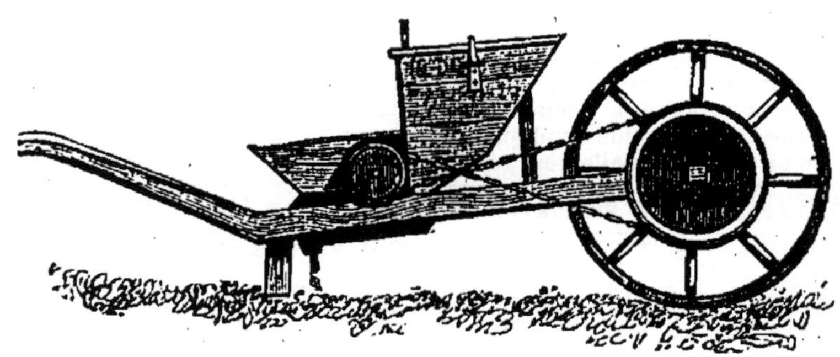

Figure spécimen du *Guide pratique pour la culture des Plantes fourragères.*

Les fourrages sont la base de toute culture, et il est admis aujourd'hui, par tous les agriculteurs intelligents, que pour avoir du blé il faut faire des prés. M. Gobin, guidé par sa grande expérience, a voulu rédiger un guide tout pratique indiquant tout ce qui doit être observé pour obtenir les meilleurs résultats et éviter les dépenses inutiles : mais, comme il le dit dans sa préface, si le titre même de son livre lui a fait une loi de se restreindre à la culture des plantes fourragères et de s'abstenir de considérations scientifiques inutiles au but qu'il poursuit, il ne s'est pas interdit les applications pratiques des sciences, en tant qu'elles se rapportent à l'explication des phénomènes ou à l'amélioration des méthodes de culture. « C'est là, en effet, dit-il, ce que nous entendons par la pratique, et non point seulement la routine manuelle, qui consiste à savoir tenir les mancherons de la charrue, charger une voiture de gerbes ou manier la faux, celle-ci suffit à un ouvrier, celle-là est nécessaire au moindre cultivateur intelligent. »

Ce guide peut être considéré comme le résumé des leçons professées avec tant de succès par M. Gobin à l'*Ecole de Grignon.*

PONTS ET CHAUSSÉES et de l'Agent voyer (*Guide pratique du Conducteur des*). Principes de l'art de l'ingénieur, comprenant : plans et nivellements, routes et chemins, ponts et aqueducs, travaux de construction en général et devis, par F. BIROT, ingénieur civil, ancien conducteur des ponts et chaussées. 4ᵉ édition, revue et augmentée.

Première partie. — ROUTES. — 1 vol. accompagné de 12 planches doubles, contenant 99 figures. . . . . . 4 fr.

Deuxième partie. — PONTS. — 1 vol. accompagné de 8 planches doubles, contenant 44 figures. . . . . 4 fr.

Nous allons donner un extrait de la table des matières de ces volumes, devenus le *vade-mecum* des agents des ponts et chaussées.

Première partie. — *Chap. Iᵉʳ.* — Tracé et mesure des lignes. Arpentage proprement dit. Mesure des angles. Levé à l'échelle. Instruments. — *Chap. II.*

Objets du nivellement. Niveaux de différents systèmes. Stadia. — *Chap. III.*
Classification des routes. Projets. De la forme générale des routes. Tracé des
courbes. Tables diverses. — *Chap. IV.* Construction des chaussées. Entretien
des routes. Déblais et remblais.

Deuxième partie. — *Chap. I.* Ponts et aqueducs. Ponceaux. Murs de soutènement. Parapets. Voûtes biaises. Sondages. Pieux. Pilotis. Palplanches. Enro-
chements. — *Chap. II.* Des cintres et des ponts en charpente. — *Chap. III.*
Études des matériaux employés dans les constructions. — *Chap. IV.* Du mé-
trage et du devis. Avant-métré d'un aqueduc, d'un ponceau, etc.

L'auteur a terminé par le programme d'admission pour l'emploi de conducteur.

PORCHERIES (Voir Habitations des animaux, page 37).

POTASSES (*Guide pratique pour reconnaître et pour déterminer le titre véritable et la valeur commerciale des*), des SOUDES, des CENDRES, des ACIDES et des MANGANÈSES, avec neuf tables de déterminations, traduit de l'allemand par le docteur G.-W. BICHON, ancien élève de M. Liebig. Nouvelle édition, augmentée de notes, tables et documents. par R. FRÉSÉNIUS et le Dr WILL. 1 vol. avec figures. 2 fr.

Le livre de MM. Frésénius et Will est le résultat des recherches de ces deux
savants chimistes étrangers; c'est avec beaucoup de succès qu'ils sont parvenus
à perfectionner les méthodes d'essais relatifs aux potasses, soudes, acides et
manganèses.

POUDRES ET SALPÊTRES (*Guide pratique de la fabrication des*), avec un appendice par le major STEERK sur les *feux d'artifice*, par M. SPILT. 1 volume. . . . . 4 fr.

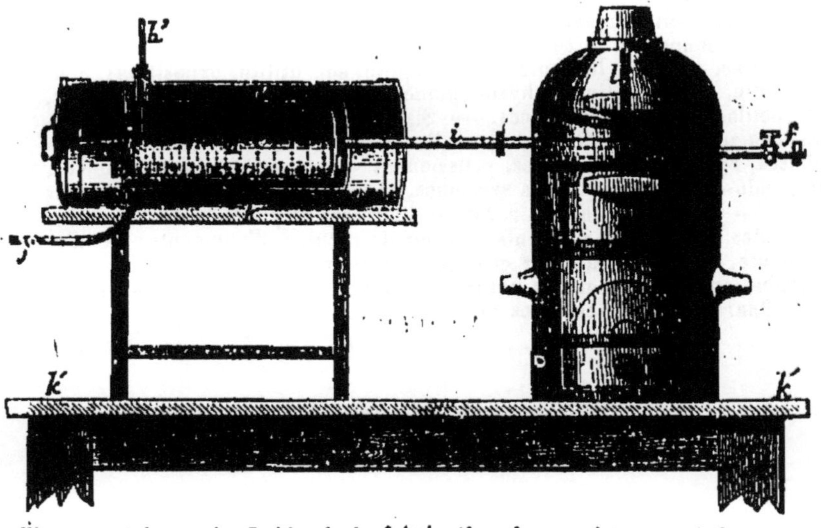

Figure spécimen du *Guide de la fabrication des poudres et salpêtres.*

Dès les premières lignes de ce livre, on s'aperçoit que l'auteur est un homme compétent dans la matière qu'il traite, et qu'à l'étude dans le laboratoire, le major Stoerk a joint l'expérience en grand. Dans ses données, tout est rigoureusement exact, et on peut accepter l'auteur comme guide, sans craindre de se tromper.

L'appendice sur les feux d'artifice résume en quelques pages les notions nécessaires pour la confection de ces feux.

Sommaire des chapitres. — *Première partie :* Soufre, salpêtre, bois. — Charbon : carbonisation par distillation, par vapeur, analyses des charbons. — Poudres : poudres de guerre, poudres de mine, poudres du commerce extérieur et poudres de chasse. — Epreuves. — Combustion des poudres, dosages, analysés.

Deuxième partie : Feux d'artifice. — Historique, matières premières, produits chimiques, outils, cartonnages, cartouches, feux qui produisent leur effet sur le sol, feux qui le produisent dans l'air, sur l'eau, etc., feux de salon, feux de théâtre. Confection des principales pièces d'artifice.

POULES (*Éducation lucrative des*), ou traité raisonné de gallinoculture, par MARIOT-DIDIEUX, vétérinaire en premier aux remontes de l'armée, membre et lauréat de plusieurs sociétés savantes. Nouvelle édition. 1 vol. 4 fr.

L'éducation, la multiplication et l'amélioration des animaux qui peuplent les basses-cours ont fait depuis une quinzaine d'années de notables progrès. Répondant à un besoin de l'économie domestique, l'auteur de ce guide pratique a voulu faire un traité complet de gallinoculture dans lequel, après des considérations historiques, anatomiques et physiologiques sur les poules, il décrit les caractères physiques et moraux de quarante-deux races, apprend à faire un choix parmi ces races si diverses et indique les moyens de conservation et de multiplication des individus. Des chapitres spéciaux sont consacrés aux maladies, à la pharmacie gallinée, à la statistique des poules et des œufs de la France, etc.

Les ouvrages de M. Mariot-Didieux sont au premier rang parmi ceux qui enrichissent notre bibliothèque. Aussi voulons-nous, pour en mieux faire ressortir le mérite, donner ici le sommaire des principaux chapitres :

Gallinoculture. — De la poule, son antiquité, son utilité, expositions, concours, anatomie, considérations physiologiques, des sensations, voix du coq, voix de la poule. — Choix des races. — Signes extérieurs de la ponte. — Considérations sur les races de poules. — Races françaises, hollandaises, belges, anglaises, espagnoles, italiennes, prussiennes.— Races asiatiques, indiennes, japonaises, indo-chinoises. — Races syriennes, africaines, américaines. — Races de l'Océanie. — Du croisement des races. — Dépenses et produits de la poule. — Du poulailler, de la cour, des œufs. Moyens de reculer, d'augmenter ou d'avancer la ponte. — Fécondation du coq. — Castration ou chaponnage des coqs. — De l'incubation. — Elevage des poulets. — Maladies des poules. — De la saignée. — Pharmacie. — Vente des produits, etc.

R

ROSEAU (Voir Saule, même page).

ROUES HYDRAULIQUES (*Traité de la construction des*), contenant tous les systèmes de roues en usage, les renseignements pratiques sur les dimensions à adopter pour les arbres tournants, les tourillons, les bras de roues hydrauliques, etc., etc., par Jules LAFFINEUR. 1 volume avec de nombreux tableaux et 8 planches. . . . . . 3 fr. 50

L'auteur démontre dans sa préface que le perfectionnement des machines motrices des usines est à la fois une nécessité d'intérêt général et privé. Dans son ouvrage, il recherche et il définit les principales conditions à remplir sous ce rapport, et il donne ensuite tous les détails relatifs à la construction des roues hydrauliques dans les meilleures conditions possibles.

Fidèle à la méthode qui lui est propre, M. Laffineur s'est surtout attaché à se faire comprendre par la simplicité des termes employés et par les nombreux exemples qu'il donne.

Les planches sont d'une grande netteté ; elles représentent tous les systèmes de roues en usage, roues à palettes, roues pendantes, roues en dessous et à aubes courbes, roues à augets, roues horizontales, roues à niveau constant, frein dynamométrique, etc.

ROUTES (Voir Ponts et Chaussées, page 53).

S

SALPÊTRES (Voir Poudres, page 54).

SAULE (*Guide pratique de la culture du*) et de son emploi en agriculture, notamment dans la création des oseraies et des saussaies, avec un appendice sur la culture du roseau, par M.-J. KOLTZ, chevalier de l'ordre R. G. D. de la Couronne de chêne, agent des eaux et forêts, etc. 1 volume avec 35 figures dans le texte . . . . 2 fr.

Ce travail a pour objet de faire ressortir les avantages que procure la culture du saule dans les terrains qui lui conviennent, et qui, le plus souvent, ne peuvent être rendus productifs qu'à l'aide de cette essence ; M. Koltz donne donc le moyen de mettre en produit des terrains vagues. Dans certains parages, le roseau commun forme le complément obligé de l'osier ; l'appendice que M. Koltz a consacré à cette plante renferme des détails intéressants, surtout pour les propriétaires de terrains aujourd'hui tout à fait improductifs.

SCIENCES PHYSIQUES (*Éléments des*), appliquées à l'agriculture; ouvrage divisé en deux parties, par A.-F. POURIAU, docteur ès sciences, ancien élève de l'École centrale, professeur à l'École d'agriculture de Grignon.

Chaque partie se vend séparément.

Première partie. **CHIMIE INORGANIQUE**, suivie de l'étude des marnes, des eaux, et d'une méthode générale pour reconnaître la nature d'un des composés minéraux intéressant l'agriculture ou la médecine vétérinaire. 1 volume avec 153 figures dans le texte et tableaux. . . . 7 fr.

Deuxième partie. **CHIMIE ORGANIQUE**, comprenant l'étude des éléments constitutifs des végétaux et des animaux, des notions de physiologie végétale et animale, l'alimentation du bétail, la production du fumier. 1 volume avec 65 figures dans le texte et tableaux. . . . . 7 fr.

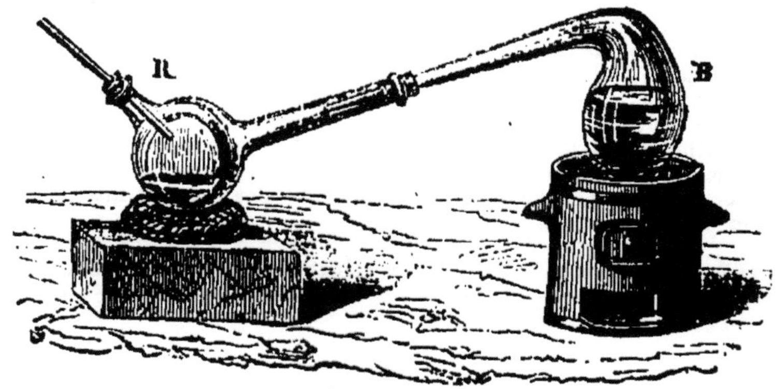

Figure spécimen des *Éléments des sciences physiques.*

M. Pouriau, aujourd'hui professeur et sous-directeur à l'École d'agriculture de Grignon, a été nommé secrétaire général de la Société d'agriculture de Lyon, à l'élection. Voilà quelques-uns des titres du savant professeur; quant à ses ouvrages, ils sont promptement devenus classiques et ils sont en même temps consultés avec fruit par tous les agriculteurs, les propriétaires, les gentilshommes-fermiers et par tous les gens d'étude et les gens du monde. Pour cette dernière classe de lecteurs, nous citerons le passage de la préface qui indique que cet ouvrage a été en partie rédigé à leur intention :

« Mais, d'autre part, je conseille aux gens du monde, que de semblables détails ne peuvent que médiocrement intéresser, de laisser de côté ces paragraphes, pour reporter leur attention sur les autres chapitres.

« Enfin, toujours guidé par le désir de satisfaire aux besoins de chaque classe de lecteurs, j'ai indiqué, *en note et séparément*, la préparation des principaux corps étudiés, parce que cette branche du cours ne saurait être utile qu'à ceux en position de faire quelques manipulations.

« Si les amis de la science agricole me prouvent, par un accueil bienveillant fait à mon livre, que j'ai suivi la bonne voie, je leur en témoignerai ma reconnaissance en leur offrant successivement les autres parties de mon enseignement. »

SERRURERIE (*Nouveaux Barèmes de*), par E.
ROULAND, 1 volume . . . . 4 fr.

EXTRAIT DE LA TABLE DES MATIÈRES. — *Balcons* en barreaux de fer rond avec
ou sans ornements, en barreaux de fer plats, en barreaux de fer carré. —
Grilles fixes en barreaux de fer rond avec ou sans petits barreaux, avec ou
sans ornements. — *Grilles ouvrantes* à deux vantaux avec ou sans petits barreaux,
avec ou sans ornements. — *Portes* à un vantail et à deux vantaux en fer à T
avec panneaux tôle. — *Poids des fers*, fers plats, carrés, ronds, T et cornières
double T. — *Poids des tôles*.

SOUDES (Voir Potasses. page 54).

SUCRES (*Guide pour l'essai et l'analyse des*), indigènes
et exotiques, à l'usage des fabricants de sucre. Résultats
de 200 analyses de sucres classés d'après leur nuance, par
E. MONIER, ingénieur chimiste, ancien élève de l'École
centrale des arts et manufactures. 1 volume avec figures
dans le texte et tableaux . . . . 3 fr.

L'auteur, après avoir rappelé les propriétés générales des substances sac-
charifères, donne les méthodes les plus simples qui permettent de doser avec
précision ces mêmes substances. Quelques notes sur l'altération et le rendement des sucres soumis au raffinage terminent le travail de M. Monier, dont
M. Payen a fait un éloge mérité devant l'Académie des sciences.

T

TEINTURIER (*Guide du*), manuel complet des connaissances chimiques indispensables à la pratique de la
teinture, par Frédéric FOL, chimiste. Nouvelle édition.
1 volume avec 91 figures dans le texte. . . . . 4 fr.

En publiant cet ouvrage, l'auteur s'est proposé de répandre dans la population ouvrière qui s'occupe des travaux de teinture, les connaissances nécessaires
des sciences sur lesquelles est basée cette industrie.

TÉLÉGRAPHIE ÉLECTRIQUE (*Guide pratique
de*), ou *Vade-mecum* pratique à l'usage des employés des
lignes télégraphiques, suivi du programme des connaissances
exigées pour être admis au surnumérariat dans l'administration des lignes télégraphiques, par B. MIÈGE, directeur de lignes télégraphiques. 1 volume avec 45 figures
dans le texte. . . . . 2 fr.

TERMES TECHNIQUES (✱* *Dictionnaire des*) de
la science, de l'industrie, des lettres et des sciences, par
A. SOUVIRON, professeur de technologie et d'histoire
naturelle à l'Association polytechnique. 1 volume . 6 fr.

TISSUS (*Manuel du commerce des*). *Vade-mecum* du Marchand de Nouveautés, par Edm. BOURDAIN. 1 vol. 3 fr.

SOMMAIRE DES CHAPITRES : Introduction. — Visite au magasin. — Tableau par rayon de tous les articles composant un magasin de nouveautés — Table des villes de fabrique et des genres où elles excellent. — Tissus employés pour confectionner les divers vêtements et quantités employées. — Soins à donner aux étoffes. — Tissus étrangers. — L'Escompte. — Commission. — Teinture et couleurs. — Vêtements sur mesures. — Fourrures. — Termes techniques. — Conseils pour les achats. — Voyage d'achat. — Tableau des tissages mécaniques de France. — Représentants de fabrique. — Cravates et confections. — Comptabilité. — Monnaies et mesures étrangères. — Conseils aux employés de commerce.

❋* TRANSMISSIONS DE LA PENSÉE ET DE LA VOIX, par Louis Du TEMPLE, capitaine de frégate en retraite. 2ᵉ édit. 1 volume avec 62 figures. . . . . 4 fr.

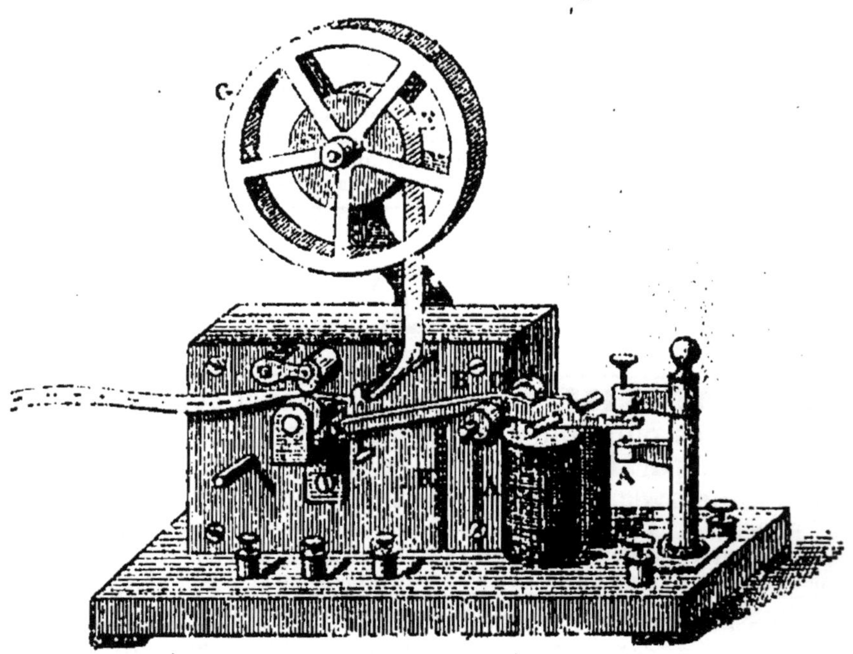

Figure spécimen de *Transmissions de la pensée et de la voix.*

SOMMAIRE DES PRINCIPAUX CHAPITRES : *Organe de la vue et moyens employés pour la corriger.* — Structure de l'œil. — Marche des rayons lumineux dans l'œil. — *Organe de la voix.* — *Organe de l'ouïe.* — Oreille. — Comment l'homme peut diminuer les imperfections de l'ouïe. — *Langage.* — Définition. — Langage écrit. — *Papier.* — Historique. — Fabrication du papier. — Différentes espèces de papier. — *Imprimerie ou Typographie.* — Historique. — Gravure. — Lithographie. — Presses typographiques. — Clichage. — Gravure en creux. — Gravure en relief. — *Photographie.* — Historique. — Procédés. — *Électro-Métallurgie.* — Galvanoplastie. — Appareils galvanoplastiques. — Applications de la galvanoplastie. — *Télégraphes aériens, pneumatiques, électriques.* — *Téléphone.* — *Phonographe.* — *Aérophone.* — *Postes.*

V

VACHE LAITIÈRE (*Guide pratique pour le choix de la*), par Ernest DuBos, vétérinaire de l'arrondissement de Beauvais, professeur de zootechnie à l'Institut agricole de la même ville. 1 volume avec 7 planches. 2e édition.   2 fr. 50

VERNIS (*Guide pratique de la Fabrication des*), nouvelle édition, revue, corrigée et complètement refondue,

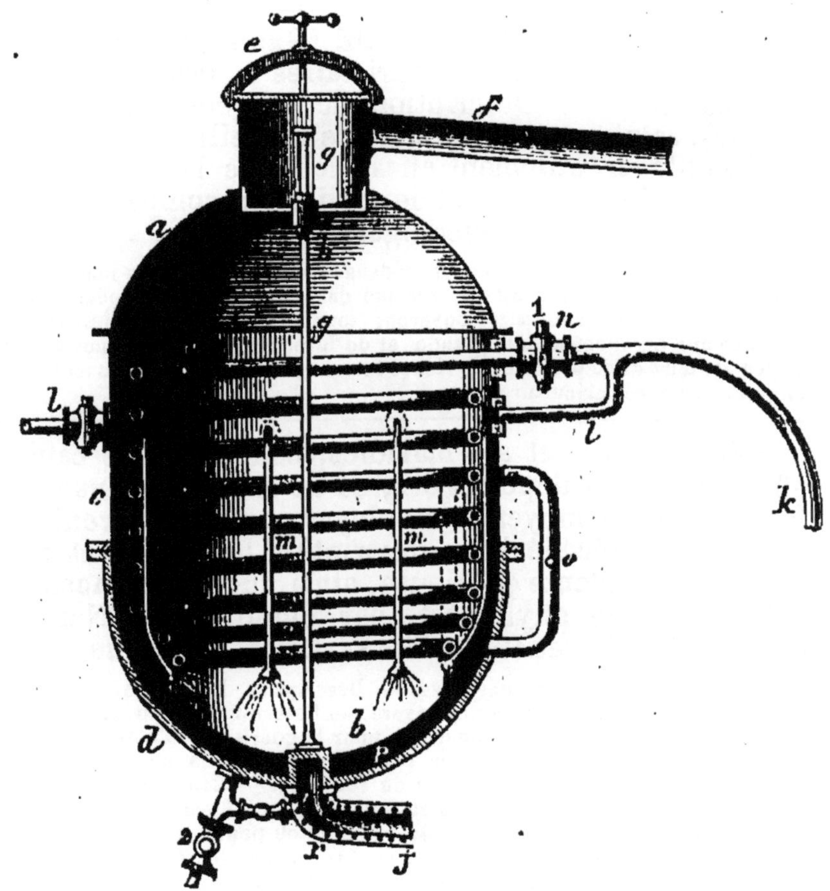

Figure spécimen de la *Fabrication des Vernis.*

de l'ouvrage de M. TRIPIER-DEVAUX, par H. VIOLETTE, ancien élève de l'École polytechnique, commissaire des poudres et salpêtres, membre de plusieurs sociétés savantes. 1 volume avec figures dans le texte . . . . . . 6 fr.

Extrait de la préface. — Les vernis ne sont autres que des solutions de résines dans certains liquides. Ces liquides, qui sont ordinairement l'*éther*, l'*alcool*, l'*essence de térébenthine* et les *huiles*, donnent aux vernis qui en résultent des propriétés caractéristiques qui en déterminent l'usage. Cette désignation des liquides nous permet de diviser les vernis en quatre classes. — Vernis à l'éther. — Vernis à l'alcool. — Vernis à l'essence. — Vernis gras.

Cette division sera celle des quatre chapitres composant notre ouvrage : nous examinerons chaque classe successivement ; cet examen comprendra : 1º les propriétés physiques et chimiques, ainsi que la préparation du liquide employé à dissoudre les résines de cette classe ; 2º les propriétés physiques et chimiques, ainsi que l'origine des résines employées dans cette catégorie ; 3º la fabrication proprement dite des vernis, par le mélange des résines et liquides précédemment étudiés.

VIDANGE AGRICOLE (*Guide pratique de la*), à l'usage des agronomes, propriétaires et fermiers. Richesse de l'agriculture. Description de moyens faciles, économiques, salubres et pratiques, de recueillir, de désinfecter et d'employer utilement en agriculture l'engrais humain, par J.-H. TOUCHET, chef de service à la compagnie Richer. 2º édition, 1 volume avec figures. . . . . 1 fr.

Ce Guide, en ce qui concerne les vidanges et les différentes manières d'employer l'engrais humain, est le résumé des meilleures méthodes pratiquées actuellement. Les fermiers y trouveront tous des indications utiles. M. Touchet enseigne aux agronomes de la grande et de la petite culture des moyens simples et peu coûteux de se procurer de riches fumiers, richesses trop souvent négligées et perdues pour l'agriculture.

VIGNE (*La*) et ses maladies, contenant les causes et effets morbides depuis l'origine de sa culture jusqu'à nos jours, avec les moyens à employer pour les prévenir et les combattre. Précédé d'une description historique et botanique de cette plante précieuse, ainsi que d'une causerie sur l'oïdium et le phylloxera, par SERIGNE (de Narbonne), membre de plusieurs sociétés savantes. 1 volume. . 3 fr.

SOMMAIRE DES PRINCIPAUX CHAPITRES. — Description historique. — Description botanique. — L'oïdium et le phylloxera. — Description historique de l'oïdium. — Maladies de l'oïdium. — Concours pour la guérison de l'oïdium. — Opinions émises sur l'oïdium. — L'oïdium est-il la cause de la maladie ? — Remède adopté contre la maladie. — Effets du soufrage. — Causes réelles de la maladie. — Températures favorables ou nuisibles. — Influence des saisons et des météores. — Blessures ou plaies, blanquet ou pourridié, coulure, carniure chancre vitifère, claveléé, chlorose ou hydroémie, décrépitude, flottage, grapilluro, nielle, goule, stérilité. — Maladie des feuilles. — Pyrales. — Destruction de la pyrale à l'état de papillon, à l'état de larve ou chenille. — Moyens préventifs et moyens curatifs. — Destruction de la pyrale à l'état d'œuf, etc.

VIGNERONS (*L'immense Trésor des*) et des **Marchands de Vin**, indiquant des moyens inédits pour vieillir instantanément les vins, leur enlever les mauvais goûts, même celui de terroir, colorer les vins blancs en rouge Narbonne, même d'une manière hygiénique et sans aucun coupage, éviter leur dégénérescence, partant, plus de vins aigres, amers, gras ou poussés; découverte d'un agent supérieur à l'alcool pour le maintien, la conservation et l'expédition lointaine des vins, par L.-F. DUBIEF, 5ᵉ édition revue, corrigée et considérablement augmentée. 1 volume. 3 fr.

Extrait de la table des matières. — De la connaissance des vins. — Appréciation et dégustation. — De la distinction. — Du mélange ou du coupage. — Du vinage. — Amélioration des vins. — De l'imitation des vins. — De la confection des vins mousseux. — Du vin muet et de ses avantages. — Des vins de liqueurs et de leurs imitations. — Recettes et opérations des vins de liqueurs. — *Méthode du Midi.* — *Méthode de Paris.* — De la conservation des vins en fûts pleins et en vidange. — Du soufrage ou méchage. — Du collage pour la clarification. — Arome, sève, bouquet et goût de terroir. — Du gouvernement et de la conservation des vins. — De la mise en bouteilles. — Des altérations. — Moyen de les prévenir et de les corriger. — Des altérations accidentelles et moyen de les guérir. — Disposition et conservation des tonneaux. — Contenance des fûts. — L'auteur termine son livre par une série de renseignements très utiles.

VIGNERON (✳*Guide pratique du*), culture, vendange et vinification, par FLEURY-LACOSTE, président de la Société centrale d'agriculture du département de la Savoie, membre de plusieurs Sociétés savantes. 1 volume. . 3 fr.

Dans la première partie, l'auteur donne les principes généraux pour la culture de la vigne basse : culture en ligne, orientation, la taille, le pinçage, les engrais, choix des cépages, 1ʳᵉ, 2ᵉ, 3ᵉ et 4ᵉ années. La seconde partie, intitulée *Calendrier du Vigneron*, lui indique les travaux qu'il a à faire mensuellement. La culture des hautains sur treillages élevés dans les champs, remplit la troisième partie. — Quatrième partie : Nouvelles observations pratiques sur les phénomènes de la végétation de la vigne. — Cinquième partie : De la vendange et de la vinification : degré de maturité. — Du ban des vendanges. — Personnel. — Le nettoyage et l'écrasement des graines. — La cuve. — Le décuvage. — Enfin l'auteur termine en indiquant les soins à donner aux vins nouveaux et vieux.

VIN (*Guide pratique pour reconnaître et corriger les fraudes et maladies du*), suivi d'un traité d'analyse chimique de tous les vins, 2ᵉ édit., par Jacques BRUN, vice-président de la Société suisse des pharmaciens. 1 volume, avec de nombreux tableaux. . . . . 3 fr.

L'art de falsifier les vins a fait ces dernières années de rapides progrès. La chimie ne doit pas se laisser devancer par la fraude : elle doit lui tenir tête et pouvoir toujours montrer du doigt la substance étrangère. Cette tâche, dit M. Brun, incombe surtout aux pharmaciens. Son livre est le résumé des différents traitements qu'il a trouvés réellement utiles, et qui, dans sa longue pratique, lui ont le mieux réussi pour l'examen chimique des vins suspects.

VINS FACTICES (*Guide pratique de la fabrication des*) et des boissons vineuses en général, ou manière de fabriquer soi-même les vins, cidres, poirés, bières, hydromels, piquettes et toutes sortes de boissons vineuses, par des procédés faciles. économiques et des plus hygiéniques, par L.-F. DUBIEF. 3° édition. 1 volume . . . . 2 fr.

M. Dubief a publié ce petit ouvrage, non seulement pour venir en aide aux personnes économes, mais encore, et plus. pour celles dont l'économie est une nécessité. Si elles suivent les prescriptions qui y sont indiquées, elles peuvent être assurées de bien fabriquer elles-mêmes et avec facilité toutes sortes de vins, bières, cidres. etc. Ainsi, il traite la cuvée des vins de raisin fabriqués avec le marc, avec sirop de sucre, de fécule. — Vin rouge de sucre. — Vin mousseux, de fruits, cerises, prunes, groseilles, etc., etc. — Vins de grains, céréales, etc. —Toutes les formules et les procédés indiqués par l'auteur sont simples et faciles, et il suffit de les avoir lus pour les mettre en pratique.

VINIFICATION (*Traité complet de*) ou art de faire du vin avec toutes les substances fermentescibles, en tout temps et sous tous les climats, par L.-F. DUBIEF. 4° édit. 1 volume . . . . 4 fr.

Volume contenant : Les moyens de remédier à l'intempérie des saisons relativement à la maturité du raisin. Le tableau des phénomènes de la fermentation et le meilleur moyen de la produire et de la diriger; les moyens particuliers de faire fermenter les marcs provenant de l'égrappillage du raisin et reformenter ceux qui ont déjà été fermentés; de procurer au vin plus de qualité par une seconde fermentation; de le vieillir sans faire de coupage, par des procédés simples et faciles; de lui enlever le goût du terroir, comme aussi d'obtenir des marcs de raisin, de l'alcool, de l'huile, de l'acide tartrique, etc. ; *et suivi* : des procédés de fabrication des vins mousseux, des vins de liqueurs, vins de fruits et vins factices, les soins qu'exigent leur gouvernement et leur conservation, les principes pour la dégustation et l'analyse des vins. etc., etc.

VOYAGEURS ET BAGAGES (Voir Exploitation des chemins de fer, page 23).

Le cartonnage toile de chaque volume se paye 0,50 c. en plus des prix indiqués.

TABLE DES NOMS D'AUTEURS

PAR ORDRE ALPHABÉTIQUE

Imprimeries réunies, Q, rue du Four, 54 bis, Paris — 7027.

J. HETZEL et Cie, Éditeurs, 18, rue Jacob, Paris.

BIBLIOTHÈQUE DES PROFESSIONS
INDUSTRIELLES, COMMERCIALES ET AGRICOLES

- Acier (*Emploi*), par J.-B. Dessoye. 4
- Acier (*Traité*), par Landrin. 4
- Algèbre (*Principes*), par Leprince. 4
- Alliages métalliques, par Guettier. 3
- Architecture navale, p. Bousquet. 2
- Bergeries, Porcheries, par Gayot. 3
- Betterave, par Basset. 3
- Bijoutier (*Guide*), par Moreau. 2
- Bois (*Carbonisation*), par Dromart. 4
- Bois (*Cubage, estimation*), p. Frochot. 4
- Botanique appliquée, par Lerolle. 4
- Brasseur (*Guide*), par Mülder. 4
- Bris et naufrages (*Code des*), par Tartara. 4
- Calculs et comptes faits, par Lenoir et Vinot. 4
- Calligraphie, par Louis Baude. 4
- Chaleur (*Théor. méc.*), Clausius, 2 vol. 8
- Charcuterie pratique, Berthoud. 4
- Charpentier (*Manuel*), par Merly. 4
- Chasseur médecin, Mariot-Didieux. 2
- Chauffeur (*Manuel*), par Jaunez. 2
- Chemins de fer (*Exploitation des*), par Emion. Voyageurs. 4 — Marchandises. 4
- Chimie minérale, par le Dr Sacc. 3
- Chimie organique, par le Dr Sacc. 3
- Chimie (*Introduction à l'étude de la*), par Liebig. 3
- Chimie (*Génér. élém.*), par Hétet, 2 vol. 12
- Chimiste agriculteur, par Pourlau. 6
- Conférences agricoles, p. Gossin. 1
- Conseillers généraux (*Manuel*), par Alblot. 4
- Constructeur (*Guide*), par Pernot. 4
- Construction à la mer, avec atlas, par Bouniceau. 18
- Corps gras industriels, Chateau. 4
- Cotonnier (*Culture*), par Sicard. 2
- Culture maraîchère, par Courtois-Gérard. 4
- Cultures exotiques (*Cafier, Cacaoyer, Canne à sucre*). 4
- Dessinateur (*Comment on devient un*), par Viollet-le-Duc. 4
- Dessin linéaire avec atlas, Ortolan. 6
- Douane (*Lois et Règlements*) E. Lolay. 4
- Drainage, par Kiennan. 2
- Droit maritime, par Dorsaud. 3
- Eaux gazeuses (*Fabrication des*), par Michotte. 4
- Éclairage électrique (*Montage des Appareils*), par de Gaisberg. 2
- Économie domestique, Dr Lunel. 2
- Écuries et Étables, par Gayot. 3
- Électricien (*Ingénieur*), Graffigny. 4
- Électricité (*Leçons*), p. Snow-Harris. 3
- Engrenage, par Dinée. 3 50
- Entomologie agricole, p. H. Gobin. 4
- Épicerie (*Guide*), par le Dr Lunel. 3
- Ethnographie, d'Omalius d'Halloy. 4
- Expropriés (*Manuel*), par Emion. 1
- Falsifications, par le Dr Lunel. 4
- Féculier, amidonnier, par Dubief. 4
- Fer (*Métallurgie*), par Fairbairn. 4
- Ferments et fermentations, A. Rey. 4
- Géographie (*Traité*), par Lescure. 3
- Géologie (*Manuel*), par Dana. 4
- Géomètre arpenteur, par Guy. 4
- Géométrie, avec atlas, par Rozan. 6
- Grandes Écoles de France, par Mortimer d'Ocagne : Carrières civiles. 4 — Services de l'État. 4
- Herboriseur, par Ed. Grimard. 4
- Hydraulique et hydrologie, par Laffineur. 3
- Hygiène et Médecine, p. le Dr Lunel. 4
- Hygiène du travail, par Dr Monin. 4
- Introduction à l'étude de la Physique, par L. Du Temple. 4
- Inventeurs (*Droits*), par Dufréné. 3
- Jardinage, par Courtois-Gérard. 4
- Joaillier (*Guide*), par Barbot. 4
- Laine (*Filature*), par Leroux. 15
- Lapins (*Éducation*), Mariot-Didieux. 4
- Législation pratique, par Block. 4
- Liqueurs (*Fabrication*), par Dubief. 4
- Liquoriste des Dames, par Dubief. 4
- Maçonnerie, par Demanet. 1 vol. 4
- Maison (*Comment on construit une*). 4
- Matières industrielles, p. Gaudry. 4
- Mécanicien, par Ortolan, 3 vol. 12
- Météorologie agricole, par Cann et Larbalétrier. 2
- Métiers manuels (*Livre des*), Houzé. 4
- Minéralogie appliquée, Noguez, 2 v. 8
- Minéralogie usuelle, par Draplez. 4
- Octrois (*Nouveau Manuel*), Laffolay. 4
- Officier (*comment on devient*). 4
- Oies, canards, par Mariot-Didieux. 2 50
- Olivier (*Culture*), par Reynaud. 4
- Ostréiculteur, par Fraîche. 4
- Parfumeur, par le Dr Lunel. 4
- Perspective, par Pellegrin. 2
- Photographie, par Chevalier. 3
- Pisciculture, par Larbalétrier. 4
- Plantes fourragères, par A. Gobin. 4
- Ponts et Chaussées, Birot, (2 vol. a4). 8
- Potasses, soudes, par Frésénius. 2
- Poudres et salpêtres, par Steerk. 4
- Poules, par Mariot-Didieux. 4
- Roues hydrauliques, par Laffineur. 3 50
- Saule et Roseau, par Koltz. 2
- Sciences physiques appliquées à l'Agriculture, par Pourlau, 2 vol. 14
- Serrurerie (*Barèmes*), par E. Rouland. 4
- Sucres (*Essai, analyse*), par Monier. 3
- Teinturier (*Manuel*), par Fol. 4
- Télégraphie électrique, par Miége. 2
- Tissus (*commerce des*) Ed. Bourdain. 3
- Transmissions de la pensée et de la voix, par L. Du Temple. 4
- Vache laitière (*Choix*), par Dubos. 2 50
- Vernis (*Fabrication*), par Violette. 6
- Vêtements de femmes et d'enfants par Elisa Hirtz. 3
- Vidange agricole, par Touchet. 4
- Vigne (*ses maladies*), par Serigne. 3
- Vigneron, par Fleury-Lacoste. 3
- Vins, (*Fraudes et maladies*), p. Brun. 3
- Vins factices, suivi de l'immense trésor des Vignerons et des Marchands de vins, par Dubief. 4
- Vins (*Traité de Commerce*), par Emion. 4
- Vinification, par Dubief. 4

Paris. — Imp. Gauthier-Villars et fils.